一生、元気でいたければ

50歳からは「食べやせ」をはじめなさい

森 由香子

青春新書
PLAYBOOKS

はじめに

人生100年時代。ただ長生きするのではなく、できるだけ長く健康で元気であり続けたいと、誰もが願うものです。

若い頃は多くの方が健康で元気です。健康診断の結果もおおむね良好で、深刻な病気になることもそうそうありません。

でも、50歳からは違います。体の脂肪が増え、健康診断で引っかかる項目も増えて、糖尿病や脂質異常症など、生活習慣病に診断される人もぐっと増えてきます。

しかも50代に入ると男女ともに更年期を迎え、ホルモンバランスが崩れて太りやすくなります。

ですから、ここでしっかりダイエットしておかないと、メタボリックシンドロームや生活習慣病になってしまい、その先の将来が台無しになってしまうかもしれないのです。50代で適切なダイエットを行い余分な体脂肪を落としておくことは、60歳以降の人生を健康で元気に生きるための、私たちの重要なミッションといえるでしょう。ただし、50代からのダイエットは、若い頃のダイエットとはまったく違います。

若い頃のダイエットは、「夏までに○kgやせる！」など、主に見た目のために行う〝イベント〟でした。一方、50代のダイエットは、60歳以降の人生のＱＯＬ（生活の質）を左右する〝毎日続ける正しい食習慣〟です。ただ食べる量を減らすのではなく、必要な栄養素をしっかりとりながら、筋肉をつけて脂肪を落としていかなければなりません。

それを実現するダイエット法が、バランスのとれた食事を上手にとる、健康的な食習慣＝「食べやせ」です。

太っている人の食事記録を栄養価計算してみると、摂取エネルギー量は過剰なのに、代謝に必要な栄養素が不足しているケースが少なくありません。

本書では、最新の栄養学から導き出した「食べやせ」の具体的なコツや方法をご紹介しています。50代のうちにダイエットしておかないとどんな病気のリスクが上がってしまうのか、また、その仕組みにもふれています。

私はクリニックに勤務していた間、4500人あまりの患者さんと向き合ってきました。その経験から、50代はダイエットのラストチャンスだとつくづく感じています。60代に入ると筋肉量の低下が加速し、基礎代謝も落ちて、どんどんやせにくい体になっていきます。また、ダイエットをするなら医師や管理栄養士の適切な指導のもとで行わないと、低栄養になってかえって病気になりかねません。60歳を過ぎてからの正しくないダイエットは危険なのです。

本書を手にされた50代の皆さんは、本書の内容を参考に「食べやせ」をはじめることで、無理なく健康的に脂肪が落ち、さまざまな病気を遠ざけることができるはずです。60代以降の健康寿命も、確実に伸ばすことができるでしょう。

人生100年時代を生き抜くために、あなたの健康で明るい未来のために、さっそく今日から「食べやせ」をはじめてください。

一生、元気でいたければ
50歳からは「食べやせ」をはじめなさい

もくじ

第1章

50代のダイエットは、いままでとはまったく違います！

第2章　太る人と太らない人の分岐点

第3章

50代のダイエットは、「食べやせ」が正解です！

第4章

50代はダイエットのラストチャンスです

第5章

60歳からのダイエットは、50代とは違います！

第1章

50代のダイエットは、いままでとはまったく違います！

50代のダイエットは、健康寿命の分岐点

人生100年時代になりました。50歳は、まだ人生の半分。この先、残りの人生を楽しむために必ずクリアしておかなければならないのが、肥満の解消です。

ただし、50代でダイエットに取り組むなら、若い頃のように、ただ食べる量を減らしてやせればいいわけではありません。健康的な体を維持していくためには、必要な栄養素をしっかりとり、筋肉をつけて脂肪を落としていかなければなりません。

そのためのダイエット法が、バランスのとれた食事を上手にとる健康的な食習慣＝「食べやせ」です。

具体的な方法やポイントには少しずつふれていきますが、まずは、なぜ50代でダイエットをすべきなのか、その理由から明らかにしておきたいと思います。

思い出してみてください。20代までは、自分も自分のまわりの人も、健康診断でひ

つかかることは、あまりなかったでしょう。

40代はどうだったでしょうか。健康診断で、「血圧が高め」「血糖値が高め」「コレステロールが高め」「中性脂肪が高め」とか、「メタボリックシンドロームに該当」など、何かしら指摘される人が増えてきたはずです。それでも、特に痛くも痒くもないので放置してしまったという人が多かったのではないでしょうか。

50代は、そうやって問題を放置してきた結果が、浮かび上がってくる年代です。50代になると検査結果はさらに悪くなり、「高血圧症」「糖尿病」「脂質異常症」と、診断がつく人が一気に増えます。そして、病院通いがはじまって、薬を飲み続けるようになる人が出てくるのです。

命取りになりかねない虚血性心疾患と脳卒中の数も、50代で急増します。厚生労働省「平成29年　患者調査」によると、50代の虚血性心疾患の患者数は40代の2・5倍以上、50代の脳卒中の患者数は40代の2倍以上です。実際、50代の死因の2位は心疾患、3位は脳卒中です。

健診でほぼ問題がなかったという人も、50代に入ったら油断は禁物です。なぜなら、

50歳前後で男女ともに、男性ホルモン、女性ホルモンの分泌が激減して更年期に入るからです。この時期、ホルモンが減ることによって、男性も女性も内臓脂肪が増えやすくなります。特に男性は顕著で、そこからメタボリックシンドロームになり、生活習慣病になってしまう人が一気に増えるのです。

つまり、50代とは、老いと病気に正面から向き合って、きちんと対処することが必要な、とても重要な年代なのです。

では、どうすればよいのか。50代になったら、まず注意していただきたいのが、肥満です。肥満の人は、そうでない人に比べてさまざまな病気を発症する危険度が非常に高いことがわかっています。体脂肪を減らすことによって、糖尿病をはじめとした生活習慣病、心疾患や脳卒中など、さまざまな病気のリスクを確実に減らせるのです。

ですから、もしあなたが太っているなら、50代でダイエットするかしないかは、今後のあなたの健康寿命に計り知れない大きな影響を与えます。この先、健康に生活できる時間が健やかに伸びていくのか、それとも短く終わってしまうのか――。50代は、まさに、その分岐点といえるのです。

50

50代のダイエットは、実はやせなくていい

多くの方は、若い頃に一度や二度、ダイエットをされた経験をお持ちだと思います。でもそれは、おそらく〝見た目〟を良くするためのダイエットだったのではないでしょうか。

50代のダイエットは違います。これから行うべきダイエットは、あくまでも〝健康〟のため。ですから、健康に問題なければ、無理してやせなくてもよいのです！

見た目を重視したダイエットで多くの方が注目してきたのは、ＢＭＩ（Body Mass Index）でしょう。［体重 kg ÷（身長 m）^{2}］で導き出される体格を表す指数で、18・5～25未満が普通、25以上が肥満とされるものです。

しかし、50代からの健康を第一に考えたダイエットを推奨する本書の場合、体重に占める体脂肪の割合に重きを置いています。体脂肪率は、家庭用の体組成計（体重だ

けでなく、体脂肪の割合や筋肉量なども測れる機器）で測定できます。

健康的とされる体脂肪率の目安は、男性は10〜19％、女性は20〜29％で、それ以上は肥満です。

逆に言えば、健康であればBMIが25以上であっても、体脂肪率が基準範囲内でさえあれば、やせる必要はありません。

何年か前に、「人は20代の頃の体重を維持し続けるのが一番健康的」と言われたことがありましたが、これも特に根拠はありません。本当に健康的かどうかは、体重の重さだけでは判断できないからです。

それどころか、中高年になってから、体重にこだわって無謀なダイエットをしてしまうと、栄養不足に陥り、免疫力が下がったり、かえってやせにくい体になったりしてしまいます。

ですから、50代になったら、体重を落とすことだけにこだわったダイエットをする必要はもはやありません。これからは、バランスのとれた食事を上手にとる健康的な「食べやせ」で、筋肉を保ちつつ、体脂肪を落としていきましょう。

50

〝1か月で○kgやせる〟という目標を立ててはいけません

若い頃のダイエットといえば、「同窓会までに○kgやせる！」「結婚式までに○kgやせる！」など、〝一大イベント〟でした。そのときどきの必要に応じて、短期集中型のダイエットを繰り返していたという人も、いらっしゃるのではないでしょうか。

そうしたダイエットはそもそも若い人にもおすすめはできませんが、それでも若いうちであれば、見た目にこだわって短期集中型のダイエットをしたくなる気持ちも、わからないではありません。

でも、中高年になったら、短期間で「○kgやせる」という目標は決して立ててはいけません。50代からのダイエットの目的はあくまでも健康。繰り返しになりますが、落とすべきは体重ではなく、体脂肪率にあるからです。

実際、「1か月で○kg」という目標を立てたところで、体脂肪はそんなに簡単には減りません。こういうお話をすると、「そんなことはありません。私はすぐに2kg落としました」とおっしゃる方がいるのですが、それは水分や筋肉が減った結果にすぎないのです。

実は、ダイエットですぐに落ちるのは水分です。

私たちが食事からとった糖質は、肝臓と筋肉にグリコーゲンとして貯蔵されています。グリコーゲンには水分を保持する性質があるので、糖質の摂取量を減らすと、グリコーゲンが減って水分が排出され、すぐに体重が減るのです。起床時に体重が一番軽いのも、夜中に肝臓のグリコーゲンが代謝で使われ、その分保持されていた水分がなくなることがあるからです。

そして、過度な食事制限のみでダイエットをすると、栄養状態が悪くなるため、どうしても筋肉や骨の量も減っていきます。

つまり、短期間で体重を落とすダイエットをしたところで、減ったのは水分と筋肉だけで、体脂肪はまったく減っていない可能性が高いのです。

一生懸命運動もしないと、体脂肪は減りません。しかし、極端な食事制限をして激しい運動をすれば、エネルギーと栄養素が不足して、結果的に筋肉が減ってしまう可能性もあります。

結局のところ、体脂肪を減らすには、栄養のバランスがとれた食事をとり続けながら、適度に運動をし、ゆっくり時間をかけるほか、近道などないのです。

では、体脂肪率を減らすには、どれくらいの期間がかかるものなのでしょうか。

体重が60kgで体脂肪率30％の女性を例に考えてみましょう。

仮に運動だけで体脂肪を減らすには、消費カロリーの計算式に当てはめてみると、毎日32分、30日間歩き続けることで、ようやく1％減る計算になります。

この場合、体脂肪率1％は600g。体重減は1kgにも満たないのです。

これはあくまでも計算上の話ですが、体脂肪はそう簡単には減らないということは、おわかりいただけたのではないでしょうか。

ですから、もう、短期間で○kgやせようなどと考える、イベントのようなダイエットはやめましょう。健康的な食事を続けながら、適度な運動もする習慣をつけること。これこそが、50代で行うべき、正しいダイエットのあり方なのです。

50「朝食抜きダイエット」がもたらす悪影響とは

忙しい方が選択しがちなダイエット法のひとつに、「朝食抜きダイエット」があります。1日の食事を2食に減らすことで摂取エネルギーを減らし、ダイエットしようと考えるものです。

しかしこれは、まったくおすすめできません。一見、手軽で効果がありそうに見える朝食抜きダイエットですが、やせるどころか太りやすくなるなど、思わぬ落とし穴がいろいろあるからです。

まず、朝食を欠食すると、昼食時の空腹感が強くなって、お昼ごはんを食べ過ぎてしまう傾向があります。空腹を満たそうと間食などをしている人もいて、かえって摂取エネルギーが増え、体重が増加してしまうことがあるのです。

また、昼食が長時間の空腹後の食事になると、肝臓での中性脂肪やコレステロールの合成が亢進《こうしん》されます。50代に入ると、脂質異常症の人も増えているので、その観点からも、朝食抜きダイエットは非常に危険なのです。

そもそも、食事をとると、体内に吸収された栄養素の一部が体熱となって消費されるため、食事をした後は安静にしていても代謝量が増えます。これを「食事誘発性体熱産生」というのですが、朝食をとる人は食事誘発性体熱産生の向上が認められ、肥満になりにくい傾向があるという研究結果が発表されています。

さらに近年になって、朝食を抜くと遺伝子レベルで太りやすくなるということも、ラットの研究で明らかになってきました。

朝食を抜くと、体内時計のリズムが乱れ、脂質代謝にかかわる肝臓の時計遺伝子に狂いが生じます。その結果、脂質をエネルギーに変える代謝がうまく働かなくなるのです。体温も上がらないため、脂肪を燃やす酵素が十分に働かなくなり、太りやすくなると考えられています。

その上、朝食をとらないと、眠くなる時間も夜遅い時間へとずれ、睡眠時間はどんどん短くなります。睡眠不足は肥満、メタボリックシンドローム、うつ病のリスクを高めるといわれており、50代の健康を蝕む、最大の敵と言っても過言ではありません。

反対に、朝食で糖質をとると、すい臓からインスリンが分泌され、これが体内時計の時刻を合わせます。また、朝食でたんぱく質をとると、血中にIGF-1（インスリン成長因子）というものが増え、これにも体内時計の時刻を合わせる働きがあることがわかってきました。また、朝食をとるほうが、食後のエネルギー消費量が増えることも判明しています。

毎日朝食を食べることで、体内時計のリズムと時計の朝昼夕のリズムを合わせることは、太りにくい体作りの第一歩であるだけでなく、健康な体作りの第一歩でもあるのです。

50

「朝食抜きダイエット」は、脳卒中と糖尿病のリスクを上げる

やせるどころか、体にさまざまな悪影響を与えてしまう「朝食抜きダイエット」。

このダイエットをしている人に話を聞いてみると、「朝からちゃんとした食事を用意するのが面倒」とか、「通勤の電車内でトイレに行きたくなるから」とか、「昼と夜はちゃんと食べたいので、朝を抜いてカロリーを調節している」と言って、なかなか習慣を改めようとしてくれません。

そんなとき私は、「脳出血や糖尿病、心疾患などのリスクが上がってしまいますよ」と話し、できる限り考えを変えてもらうようにしています。

国立がん研究センターの研究によると、1週間あたりの朝食摂取回数が0〜2回の人は、毎日食べている人と比べて、1・36倍、脳出血のリスクが高くなるとされています。脳出血の要因に高血圧がありますが、朝食を抜くと、空腹によるストレスか

ら朝の血圧が上昇しやすいのです。

また、昼食までの空腹の間、血糖値を一定に保とうと血糖値を上げるホルモンが働いていますが、その状態で昼食をとると、血糖値が急上昇しやすくなります。

血糖値が急上昇すると、そのたびにインスリンが大量に分泌されます。インスリンには、エネルギーとして利用できなかった分のブドウ糖を脂肪細胞として蓄える働きがあるため、インスリンの分泌が増えることで、余分なブドウ糖がどんどん脂肪に変換されて、肥満になっていくのです。

そして、内臓脂肪が蓄積すると、そこから悪玉物質が分泌されてインスリン抵抗性（すい臓から分泌されるインスリンが効きにくくなり、血糖値を下げる働きが弱くなった状態）を生じ、糖尿病、動脈硬化、そして脳卒中や心疾患へと進んでいきます。

朝食抜きは誰にとっても危険な習慣ですが、朝食を抜いたことで結局お腹がすいて、甘いお菓子やカロリーの高いバータイプのおやつなどを食べてしまう人は、血糖値が急上昇しやすいので、特に注意が必要です。

反対に、朝食を食べることのメリットはたくさんあります。主なものを挙げておきましょう。

まず、体温を上昇させ、代謝を上げるため、太りにくくなります。

肝臓の代謝が活発になるので、脂肪肝になりにくくなります。

人は寝ている間、体の脂肪からエネルギーを作りますが、朝食をとらない人は、睡眠中のエネルギー代謝が円滑でないという報告もあります。

さらに、朝食で食物繊維をしっかりとっておくと、昼食後も、夕食後も、血糖値を上げにくくさせる効果があることもわかっています。

この通り、50代になって朝食を抜いていることは、その後の健康寿命を縮めていることにほかなりません。

50代は、多くの人が、血糖値も血圧も上がっていく世代です。毎日朝食を食べて、脳卒中や糖尿病、心疾患のリスクを少しでも下げておきましょう。

50

女性はある程度脂肪がないと、骨に大きな影響が！

女性は、いくつになっても美しくありたいと願うものです。

若い頃に美しいスタイルを維持していた人の中には、50代以降もかなり厳しいダイエットで体重を落とそうとする女性がときどきいらっしゃいます。皆さんなかなか意思が固く、ダイエットをやり遂げられてしまうこともしばしばあるようです。

しかし、これはダイエットに成功したようで、実は失敗しているともいえます。なぜなら、健康的とされる体脂肪率の基準値（男性は10～19％、女性は20～29％）を切ってしまうと、体に悪影響が出て、むしろ健康を損なってしまうことがあるからです。

やせ過ぎの悪影響はいろいろありますが、そのひとつが、女性ホルモンであるエストロゲンの減少です。

閉経以前、エストロゲンは主に卵巣で作られていますが、50代に入って閉経すると、卵巣からはほとんど分泌されなくなります。

閉経後の女性の体内で、エストロゲンの生成と分泌に大きな役割を果たしているのが、実は脂肪細胞です。アンドロゲンという男性ホルモンが副腎皮質から分泌され、これが脂肪細胞の中で代謝されて、エストロゲンになっているのです。

ですから、閉経後に体脂肪が極端に減ると、エストロゲンが激減してしまいます。その影響はさまざまありますが、特に注意が必要なのが、骨の健康です。

エストロゲンは、骨の破壊を抑制して骨の中にしっかりカルシウムをため込む働きをしており、これによって女性は強い骨を維持しています。エストロゲンが減ると、骨からカルシウムの流出が多くなってしまうため、女性は閉経後に骨粗しょう症になりやすくなるのです。体脂肪率が低過ぎる人は、脂肪細胞から分泌されるエストロゲンも減ってしまうため、骨粗しょう症のリスクがさらに上がってしまうわけです。

中高年になって健康を維持するためには、体脂肪を減らし過ぎるのも問題です。ある程度の年齢になったら、多少ぽっちゃりしていたほうがいいといわれることがありますが、骨の健康のことを考えると、これはあながち嘘でもないのです。

50 「気づいたらやせていた」を目指す

若い頃のダイエットでは、理想の体型を目指して、マイナス5kg、10kgと、高い目標を設定しがち。

そして、目標を高くすると起こりがちなのが、リバウンドです。かなり厳しい食事制限と運動をやり遂げねばならないため、一度は目標体重に達したとしても、多くの人は、その状態を維持できません。食生活や運動習慣はあっという間にダイエット以前の状態に戻り、体重もいずれは元に戻ってしまいます。

50代のダイエットは健康のためのダイエットですから、若い頃のように一時的に体重が落ちたところで、ほとんど意味がありません。これからのダイエットで一番大切なのは、自分にノルマを課すような無理な計画を立てず、「気づいたらやせていた」というような続けられるダイエットにすればよいのです。

そのためのコツは、体重を減らそうと考えないこと。太る原因の食習慣や運動習慣を見直すことです。

体重を減らそうとすると、極端に食べなくなったり、きつい運動をしなければと考えてしまうため長続きしません。

食事量に関していえば、厳しいカロリー制限をする必要はありません。中高年の肥満の特徴は、筋肉量が減り、脂肪が増えること。それを防ぐには、筋肉合成に必要な栄養素を過不足なくとることです。食事量を減らすことよりも、バランスを考えましょう。

運動についても、急に毎朝30分ランニングをするなど無謀な計画を立てると、長続きしません。15分の散歩でも、10分間のストレッチでもいいので、とにかく毎日続けられる内容を考え、運動習慣をつけることからはじめましょう。

生活習慣として定着してしまえば、もうリバウンドすることはありません。「ダイエットしなくちゃ」と考える必要もなくなり、心身ともに、健やかな毎日が送れるようになるはずです。

ただ、どんな食事をして、どれくらい運動をすればいいかは、自分だけでは判断が難しいかもしれません。これからのダイエットは自分だけでがんばらず、他力本願で行ってもよいと思います。

無理なく、健康的に体脂肪率を落としていくには、太りやすい食習慣になっていないか客観的に医師や管理栄養士に見てもらったり、ジムのスタッフなどに相談してみるのも一案です。

50

ダイエットの味方じゃなかった⁉ きのこの食べ過ぎは太る危険が！

若い頃にダイエットに成功した経験があると、50代でも同じようなダイエットでやせようと考える人が少なくありません。

でもそれは、大きな間違い。これまで述べてきた通り、若い頃のダイエットと50代からのダイエットでは、目的や効果の出方、注意すべき点など、いろいろな面で違いがあるからです。

注意すべきはそれだけではありません。10年前のダイエットの常識と、現在のダイエットの常識には、いろいろな違いがあります。栄養学や医学は日々進歩しているので、ダイエットに関する情報の更新も欠かせないのです。

たとえば、きのこは以前、カロリーが少ないからダイエットに適した食材だといわれ、もてはやされました。

しかし、2020年に発表された日本食品標準成分表では、計測方法の変更に伴い、きのこ全体のカロリーがちょっとずつ増えたのです。

マッシュルームやなめこなど、カロリーが低いきのこもありますが、たとえばえのきだけは100gで34kcal、エリンギは100gで31kcalほどあります。これは、さといも1個（32kcal）と、あまり変わりません。

実際、ダイエットしようと思ったとき、いも類は炭水化物だからと食べるのを我慢する人はいますが、きのこに注意する人はあまりいません。いまもきのこはカロリーが低いと思っている人は多く、中には、ほぼカロリーがないと思っている人までいるようです。

しかし、いも類とさほど変わらないカロリーがあるきのこをたくさん食べていたら、体脂肪を落とすことはできないでしょう。

せっかくダイエットするのですから、古い情報や間違った情報に惑わされないようにして、しっかり着実に体脂肪を落としていきましょう。

50

「糖質制限ダイエット」をしている人はリバウンドする

これまで、さまざまなダイエットが流行しては消えていきましたが、未だに多くの人に支持されているのが、ごはんやパンなど炭水化物をとらないようにする糖質制限ダイエットでしょう。

確かに糖質制限ダイエットをはじめると、すぐに体重が減りやすいです。

炭水化物は、糖質と食物繊維に分けられますが、糖質は水の分子と結合してグリコーゲンという物質になり、エネルギー源として肝臓や筋肉に蓄えられます。グリコーゲンがエネルギーとして使われると結合していた水の分子が不要になって体外に排出されます。そのため、炭水化物を減らすとそれまでに体に蓄えられていたグリコーゲンが使われ、体重が減りやすいのです。

しかし、糖質制限でやせたからといって、喜ぶわけにはいきません。そのほとんどが水分であり、脂肪はわずかしか減っていないからです。

その上、糖質制限ダイエットは、リバウンドしやすいという大きな欠点もあります。主食であるごはんを抜くため、血糖値が上がりにくいことで満腹中枢が刺激されず、ストレスを感じやすいことから、長続きしにくいのです。

さらに、糖質制限をしばらく続けていた人が普通にごはんを食べはじめると、糖質がどんどん水の分子を取り込んでグリコーゲンになろうとするので、リバウンドしてしまいます。

もともと炭水化物があまり好きではない人ならいいのですが、本当は炭水化物が大好きなのに我慢していた人は、ダイエットを諦めて再び炭水化物を食べはじめると、前以上に食べてしまい、ダイエット前よりもむしろ太ってしまう恐れがあります。

しかも、糖質不足は筋肉のたんぱく質代謝にも影響を及ぼします。炭水化物をとらなくなると筋肉量が減り、基礎代謝が落ちることで、太りやすく、やせにくい体になってしまうのです。

糖質制限ダイエットには、ほかにもさまざまな問題点があります。

炭水化物が分解されてできるブドウ糖は脳のエネルギー源なので、炭水化物を抜くと頭が働かなくなったり、イライラしたりします。主食を我慢することで精神状態が不安定になるため、更年期障害が重くなったり、睡眠の質が落ちたりもします。

辛いダイエットのストレスはＮＫ細胞の活性化を低下させ、免疫力を下げることもわかっています。

炭水化物を我慢することで脂質が多いおかずの量が増え、中性脂肪やコレステロールが上昇しやすくなってしまいます。

食物繊維も不足しがちで、便秘になりやすくなります。

50代に入って健康第一の生活を考えたとき、これだけリスクが高い糖質制限ダイエットをやる必要が、一体どこにあるでしょうか。

管理栄養士やジムのトレーナーの指導のもと、必要な栄養素やエネルギーはしっかりとって運動しながら行う以外には、糖質制限ダイエットは決しておすすめできないのです。

50

50代は、なぜやせにくくなるのか

どんな体型の人でも50代に入ると、若い頃に比べてどうしても太りやすく、やせにくい体質になっていきます。「若い頃は、夕飯の量を少し減らすだけで、割と簡単に体重が落ちたけれど、いまは同じことをやってもまったく効果がない」と、嘆いている方はたくさんいらっしゃいます。

50代になってやせにくくなる最大の理由は、基礎代謝の変化です。

私たちのエネルギー消費は、基礎代謝、身体活動、食事誘発性体熱産生の3つがあります。基礎代謝とは、生命を維持するために必要なエネルギー代謝のことです。特に何もせず、じっとしていても使うエネルギーです。身体活動とは、日常生活での体の動きや運動で使うエネルギーで、食事誘発性体熱産生とは、食事からとった栄養素が消化吸収されて分解されたときに体熱となるエネルギーです。

エネルギー消費というと、身体活動量がもっとも大きいようなイメージがありますが、実は1日の全エネルギー消費量のうち、約60％が基礎代謝、約30％が身体活動、約10％が食事誘発性体熱産生の割合であり、なんといっても基礎代謝の影響が圧倒的に大きいのです。

そして私たちは、年齢とともに細胞の数が減り、機能低下が起こり、筋肉も減っていくため、基礎代謝はどうしても落ちていきます。要するに、燃えにくい体になっていくわけです。

50代になると、30代でダイエットしたときと同じように食事量に減らしたところでやせなくなりますし、30代と同じ量、同じエネルギー量を食べ続けていたら、50代では太ってしまいます。ですから、食べる量は増えていないのに50代になって太りはじめたという人は、普段食べている食事の内容を一度見直し、身体活動に合わせた食事にする必要があるのです。加えて、体重を計測していきましょう。体重が減らないようでしたら、まだ食べる量が多いのかもしれません。体重を測ることで、自分にあったエネルギー量を確認することができます。

その一方、女性の場合は「若い頃よりもつい食べてしまう」という人が増えてきます。

その原因は、女性ホルモンの低下にあるという説があります。女性ホルモンは満腹中枢に刺激を与えるため、女性ホルモンが十分に分泌されている間は比較的満腹感を得やすいのですが、更年期になると女性ホルモンが減って満腹感が得にくくなり、食欲が増すというのです。

さらに更年期前後は、介護などの生活環境の変化もあるので、そうしたストレスが過食や太りやすさと関連しているとも考えられます。

そして、男女ともにやせにくくなるもうひとつの原因が、やせる意欲の低下です。

特に、若い頃、見た目のカッコよさにこだわってダイエットを行い、そのたびに成功していた人ほど危険です。50代になって、あまり見た目にこだわりがなくなり、やせる目的を見失い、自制心も働かなくなってしまうのです。

50代になったら、やせる目的は健康です。やせにくくなったと自暴自棄にならず、これからの健康のために生活習慣を変えていきましょう。

50

カロリーよりも、1日10品目とれているかを意識する

ダイエットといえば、できるだけカロリーを控えることが成功への近道だと考えている人は少なくありません。

しかし、これは根本的に間違っています。

カロリーが少ないということは、熱を作る力が弱いということ。ですから、摂取するカロリーが少ないと、体を冷やしやすくなります。体が冷えると血行が悪くなり、内臓の働きが鈍り、代謝が悪くなります。そうすると、体は自然と、体温を保ち、内臓を守るために、体脂肪を蓄えようとします。つまり、太りやすい体になってしまうのです。

摂取するカロリーにこだわる人は、肉や揚げ物、ごはんやいも類はカロリーが高いからと食べるのを一切やめていたり、野菜はカロリーが低いからと肉も魚も食べずに

野菜だけ大量に食べていたりして、栄養のバランスが悪くなりがちです。

　こういう食事を続けていても、良いことはありません。思うようにやせないばかりか、エネルギー不足に陥りやすく、疲れやすくなったり、頭がぼーっとしやすくなったりするでしょう。

　また、カロリー制限をしている人の中には、カロリーが低いからと人工甘味料入りの飲み物ばかり飲んだり、砂糖代わりに人工甘味料をたくさん使ったりしている人も多いと思いますが、これも問題です。人工甘味料は腸内環境を乱し、甘さに対する味覚も乱してしまいます。

　このように、カロリー制限は、辛い割に成果が出づらいばかりか、健康を損なうきっかけになりかねません。

　ですから50歳からは、カロリーそのものではなく、何をどう食べるか意識することで栄養バランスをはかり、健康を維持していきましょう。

　こういうお話をすると、「栄養バランスを考えるなんて、とても面倒で無理です」とおっしゃる方は少なくありません。確かに、栄養素別に必要な摂取量を算出することは、一般の人にはほぼ不可能です。

でも、安心してください。誰でも簡単に栄養バランスがとれる、ちょっとしたコツがあります。

私の一番のおすすめは、主食、主菜、副菜の組み合わせで、1日10品目の食材を食べるように考えることです。これなら、朝、昼、晩、どんな食品を食べるかざっとメモするだけで、続けられるはずです。

また、調味料は少なめを心がけること。そして、調理法もできるだけ重ならないように、生・蒸す・ゆでる・煮る・焼く・炒める・揚げるが、ばらばらになるようにしましょう。

細かいことまで気にしなくても、これだけ注意すれば、かなり栄養のバランスがとれます。ぜひ、今日からでもトライしてみてください。

50 若い頃のダイエットが原因で、「隠れ肥満」かも!?

若い頃、ダイエットをするときは、1kgでも多くやせることだけを考えていて、体への影響などあまり考えないものです。とにかく体重を落としたくて、1日1食主義や1日2食主義を貫き、低めの体重を維持し続けていたという人もいるでしょう。

そういう人の中には、50代になっても体重しか確認しておらず、自分は太っていないと信じて疑わない人がいます。

でも、そういう人ほど、いまこそ、ちゃんと体脂肪率を確認してほしいと思います。実は、若い頃に無謀なダイエットをしていた人は、「隠れ肥満」になってしまっている可能性が少なくないからです。

1日2食や1食という食事を続けていると、体に必要な栄養素もエネルギーも不足してきます。すると、体はエネルギー不足を補おうと、体脂肪だけでなく筋肉を分解しはじめます。つまり、体重だけでなく、筋肉も落ちてしまうのです。

私たちの体は、筋肉が落ちると、そこに脂肪がついていくようにできています。エネルギーを使う筋肉量が減ることで基礎代謝も落ち、燃えにくい体になってしまいます。

食事を抜いていた人だけでなく、りんごだけ食べる、バナナだけ食べるなど、特定のものだけを食べる偏ったダイエットをしていた人も、同様に隠れ肥満になっている可能性があります。

実際、若い頃のダイエットが原因で、50代で隠れ肥満になってしまった人には、サルコペニア肥満の人が多いです。

サルコペニアとは、骨格筋量の減少、および筋力が低下することを意味しています。人は誰しも、年齢とともに筋力が低下していきます。20歳代をピークに、80歳頃までに約30～40％もの骨格筋量が失われるといわれています。

サルコペニアの状態に肥満が加わったのが、サルコペニア肥満です。筋肉量が減っていて、体型やＢＭＩは標準的でも、体脂肪率が高い状態です。サルコペニア肥満になってしまうと、将来、足腰が弱って、要支援や要介護になってしまう可能性が上がってしまいます。

心当たりのある人は、いますぐ、体重だけではなく、体脂肪率をしっかり確認してください。健康的とされる体脂肪率は、男性は10～19％、女性は20～29％です。それ以上になると、たとえ見た目が太っていなくても、ＢＭＩに問題がなくても、肥満なのです。

隠れ肥満を解消するには、まずは自分の現状と正しく向き合うことからはじまります。体脂肪が多いことを自覚して食生活と生活習慣を改め、少しずつ体脂肪を落として、健やかな60代を迎えましょう。

第2章

太る人と太らない人の分岐点

50

実は、太る人ほど栄養素が足りていない!?

中年になってどんどん太っていく人もいれば、朝昼晩しっかり食べている割にはあまり太らない人がいます。この差は一体、どこからくるのでしょうか。

太るというと、食事からとるエネルギーと栄養が多過ぎると思われがちですが、それほど単純な話ではありません。

実は、太る人ほど栄養素が足りていない傾向にあり、それが太りやすい体質の原因となっているケースが多いのです。

栄養指導で日々の食事内容を確認していると、太っている人にいくつかの共通点があります。まず、丼ものや混ぜごはん、麺類など炭水化物がメインの単品料理を多めに食べていて、主菜の肉や魚、副菜の野菜が不足しているのです。その上、間食もしがちで、おせんべいや甘いもの、菓子パンなどを食べていたりします。

こういう人は、食事全体のエネルギー量に占めるたんぱく質の割合が低いことが多く、脂質や糖質ばかりでお腹を満たしているため、たんぱく質だけでなく、ビタミン類、ミネラル類なども不足しています。

私たちが、食事からとった脂質や糖質、たんぱく質を燃やすには、ビタミンB群をはじめ、さまざまな栄養素が必要です。これらが足りていないと、エネルギー代謝が円滑に進みません。

また、先に挙げたような食事をしている人は、体脂肪率が高く、筋肉量が少ない傾向にあります。中高年になると、何の対策もしていなければ、筋肉量は自然と落ちていきます。食事からとっているたんぱく質が足りていないと、筋肉量の減少が進みます。筋肉が落ちることでさらに体はエネルギーを使わなくなり、太りやすい体になっていきます。

太る人と太らない人の分岐点は、エネルギー量だけではなく、何を食べているか、栄養素は足りているかが、とても重要なポイントなのです。

50 太る人は、セロトニンが不足している

太る人にはビタミンやたんぱく質が不足していることが多いのですが、たんぱく質が不足すると、筋肉が落ちていく以外にも、太りやすくなる原因があります。

それは、たんぱく質の一種であるトリプトファンが不足し、セロトニンの分泌が少なくなること。セロトニンは、トリプトファンという必須アミノ酸（体の中では合成できないため、食事から必ずとる必要があるアミノ酸。たんぱく質を構成する成分）と、ビタミンB_6などによって生成されます。

セロトニンといえば、〝ハッピーホルモン〟とも呼ばれ、心を落ち着かせる神経伝達物質であることはご存じの方も多いと思いますが、実は、食欲とも深い関係にあります。セロトニンが不足すると、私たちは必要以上に食べてしまうのです。

私たちの食欲を決定づけているのは、脳内にある満腹中枢と摂食中枢です。摂食中

枢を刺激されると食欲が起き、満腹中枢が刺激されると食欲が抑えられます。

そして、摂食中枢を刺激する神経伝達物質がドーパミンで、満腹中枢を刺激する神経伝達物質がセロトニンです。

つまり、ドーパミンの分泌を抑えると食欲が出なくなるわけですが、食事のことを考えるだけでドーパミンは分泌されてしまうため、ドーパミンをコントロールするのは現実問題として難しいでしょう。

しかし、食事内容を見直すことで、セロトニンの分泌は促せます。

セロトニンの原料であるトリプトファンを多く含む肉や赤身の魚、乳製品、大豆などが、おすすめの食材です。セロトニンの分泌は起床とともにはじまり、太陽の光を浴びることで合成が促進されるので、これらの食材は、特に朝、意識して食べるとよいでしょう。

また、ストレスがかかると、ドーパミンの分泌が過剰になり、セロトニンの分泌が抑制されることもわかっています。ストレスフルな生活を送っていると、つい食べ過ぎたり、太りはじめたりする人が多いですが、それにはこんな理由もあったのです。

50 太る人は、「ごはん」の食べ方に共通点が…

私はクリニックに勤務していた間、4500人あまりの患者さんに食事内容をうかがい、栄養指導を行ってきました。また、仕事以外でも、普通にいろいろな人と一緒に食事をしてきたわけですが、これまでの経験から、太っている人は食事の食べ方にある共通点があることがわかってきました。

太っている人のほとんどが、炭水化物から食べているのです。

とにかくごはんが好きで、ふりかけや漬け物、佃煮、梅干しなど、〝ごはんのお供〟も欠かせません。ランチや定食でおかずを選ぶときは、味が濃くてごはんをたくさん食べがちなものを選んでいます。

ひと口の量が多いので、お茶碗のごはんがすぐになくなります。おかずを食べ終わる前にごはんをお代わりし、最後に野菜を食べるか、残してしまいます。こうした食べ方を、後先考えずに無意識のうちに続けているのです。

しかも、こういう人は、ラーメンとライス、ラーメンとチャーハン、もち入りうどん、カレーライスとナン、パスタとパンなど、炭水化物の〝重ね食べ〟もしがちです。炭水化物は食品の中ではカロリーが高めなので、ダブルで食べればどうしてもカロリーオーバーになります。

また、おこわやお赤飯のような、もち米が好きな人も多いです。もち米は普通のうるち米より、100gのカロリーが32kcalも高いのです。

どうもでんぷん質にひかれるようで、いも類や小麦製品もよく食べます。サラダを選ぶときも、ポテトサラダやマカロニサラダを好みます。

満腹になるまで食べて満足感を得ることがこの上なく幸せと感じているため、〝腹八分目〟などは気にしたこともなく、ごはんやパスタなどは平気で大盛りを頼みます。自分の食欲を満たすために、自由奔放に食事をしているのです。

これでは太るのも当然です。

いま挙げた特徴がすべて当てはまらなくても、「いつもごはんから食べている」という炭水化物好きの人は、要注意です。意識しないと、知らず知らずのうちに摂取エネルギー量過多になっているでしょう。

お腹がすいていると、つい炭水化物から手をつけがちですが、空腹時に炭水化物を食べると、血糖値が急激に上がるため太りやすくなり、糖尿病や動脈硬化の原因になります。ごはんなどの炭水化物は、できるだけ最後に食べることが大切です。

50代以降は、基礎代謝も落ちて、誰しも太りやすくなっていきます。炭水化物の食べ過ぎに注意して、まずは、野菜か肉・魚などのおかずから先に食べる習慣をつけていきましょう。

これが、バランスのとれた食事を上手にとって体脂肪を落としていく「食べやせ」の基本です。

50 やせない人は、食物繊維が足りないのかもしれない

太っている人と話してみると、「ダイエットしてもどうもやせない……」と、不思議そうに訴えられることがあります。

でも、よくよく食事内容などを聞いてみると、やせない人には、やはり何かしらの原因があるものです。

たとえば、食物繊維不足です。

食物繊維といえば、お通じを良くするものとして知られています。それも確かに肥満と関係はあるのですが、実はほかにも、食物繊維が不足していると太りやすくなる理由があるのです。

そのカギを握っているのが、「短鎖脂肪酸」です。

短鎖脂肪酸は、腸内細菌によって作られるもので、さまざまなホルモンの分泌を促

進する、健康のために欠かせない成分です。

この短鎖脂肪酸には、胃腸の動きをゆるやかにする働きがあります。短鎖脂肪酸が体内に十分にあると、食事をしたときに食べ物がゆっくり胃腸を通過していくため、満腹感を得やすくなって、自然と食事の量が減ると考えられているのです。

実際、日本人の肥満の人、そうでない人、10人ずつの腸内細菌を検査したところ、短鎖脂肪酸を作る腸内細菌が、肥満の人はやせている人よりも少なかったという報告があります。短鎖脂肪酸は、食物繊維が腸内細菌によって作り変えられるものなので、毎日の食事で食物繊維が不足していると、短鎖脂肪酸の量が減ってしまう可能性が高くなるわけです。

食物繊維には、水に溶けやすい水溶性食物繊維と、そうでない不溶性食物繊維があります。不溶性食物繊維は、皆さんもご存じのように、便通を整える働きがあり、水溶性食物繊維には、肥満の原因になる糖の吸収をゆるやかにして、食後の血糖値の急上昇を抑える働きがあります。ですから、食物繊維が十分にとれていれば太りにくい体質に、そうでなければ太りやすい体質になっていくのです。

食物繊維は、穀類、根菜類、豆類、きのこ類、海藻類などに多く含まれています。太り気味の人、どうもやせないという人は、こうした食品を積極的にとりいれてみましょう。

50代以降は、腸内細菌のバランスが崩れ、腸内環境が乱れてくる年頃です。しっかり食物繊維をとって腸を元気にし、短鎖脂肪酸ができるだけ減らないように心がけ、適正な体脂肪率をキープしましょう。

余談ですが、短鎖脂肪酸は、海藻を分解した際にもできるのですが、ある調査報告によると水溶性食物繊維の多い海藻を分解できるのは、日本人だけとのことです。海藻を分解するには酵素が必要で、バクテロイデス・プレビウスという日本人特有の腸内細菌が、この酵素を作る遺伝子を持っていることがわかったのです。

せっかくこうした特性を持っているのですから、ぜひ海藻もたくさん食べて短鎖脂肪酸を増やし、太りにくい体質を維持していきましょう。

50

便秘がちな人は、なぜ太りやすいのか

太りやすい人にはいくつかの特徴があるのですが、そのひとつが、便秘がちであることです。そういう方に日頃の食事内容をうかがってみると、明らかに食物繊維が不足しています。

食物繊維をしっかりとるためには、野菜や穀類は毎食、海藻やきのこ類は1日1回は食べることが大切ですが、野菜や穀類が少なめで、海藻ときのこはほとんどとれていない方が多いです。

便秘だと太りやすくなる理由は、腸内で増える悪玉菌にあります。

便秘になると悪玉菌がどんどん増えて腸内環境が悪くなり、本来体にとりいれるべき栄養素がなかなか吸収できなくなってしまいます。新陳代謝も落ち、脂質や老廃物を体内にため込みやすい体になってしまうのです。

また、悪玉菌が増えた腸内ではさまざまな毒素が発生し、これがいろいろな器官の働きを悪くするため、新陳代謝はますます落ちます。

しかも、便秘になると腸のぜん動運動能力が低下してしまいます。本来、腸はたくさんのエネルギーを使っている器官なので、その動きが落ちれば基礎代謝も下がり、エネルギー消費量が減ります。体は余ったエネルギーを脂肪として蓄えるしかなくなり、結果的に太っていくのです。

便秘を解消し、腸内環境を良くするためには、やはり食物繊維をしっかりとることが大切です。繰り返しになりますが、穀類は毎食適量、野菜は毎食たっぷり、海藻ときのこ類も1日1回は意識して食べるようにしましょう。

また、便秘の人には、好き嫌いが多く、偏食で種類の限られた食品しかとらない人もいます。毎日同じものばかり食べていると、栄養が偏るため、同じような腸内細菌しか育たず、細菌の種類が少なくなってしまいます。腸内細菌はバラエティー豊かなほうが腸内環境は良くなり、便秘にもなりにくくなります。

偏食をなくし、毎日できるだけ幅広い食品を食べるように心がけましょう。

50

睡眠時間が少ないと食欲が暴走する！

皆さんは、「睡眠不足だと太る」という話を聞いたことがあるのではないでしょうか。しかし、長く起きていればそれだけ多くエネルギーを使うはずなのに、どうして太るのかと不思議に感じたことはありませんか？

米コロンビア大学の研究グループが行った睡眠と肥満に関する研究では、睡眠時間が4時間以下の人は、睡眠時間が7〜9時間の人に比べて73％、5時間の人でも50％が肥満になりやすかったとされています。

実は、睡眠不足になると、食欲が暴走するのです。

睡眠時間が短いと、自律神経失調状態になります。すると、食欲を抑えるホルモンであるレプチンの分泌が減少し、食欲を高めるホルモンであるグレリンの分泌が増え、食欲が増大するのです。

要するに、睡眠時間が短くなると、私たちは必要以上に食べてしまうようになるということ。「そういえば、多忙で睡眠不足が続いたときは、やけに食欲が増してたくさん食べてしまいがち……」と、思い当たる人もいるはずです。

暴走した食欲に振り回され、たくさん食べれば、当然太ります。

さらに、肥満になると、血糖値を下げるインスリンの働きが鈍くなり、すい臓はインスリンをどんどん分泌するようになります。過剰なインスリンは脂肪を合成してしまうため、肥満が肥満を呼ぶ悪循環に陥ります。

しかも、睡眠不足になると、それだけでインスリンの働きが鈍くなってしまうという報告もあるのです。

第一、遅くまで起きていれば、ちょっとお菓子に手が伸びたり、夜食を口に運んだりと、物を食べる機会が増えるでしょう。夜遅くなって「小腹がすいてきたな……」と感じてきたら、何も食べずにさっさと寝てしまうのが一番です。そうすれば睡眠時間も保たれ、肥満になる確率も減らすことができます。

50 眠りの質が悪い人は、腸内環境が悪化して、太りやすくなっているかも

50代に入ると、多くの方が、「以前より眠れなくなった」と感じるものです。若い頃はいくらでも眠れたという人も、寝つきが悪くなったり、夜中に何度か目が覚めたりするようになっているのではないでしょうか。

そして、眠りの質が悪くなってくると、同時に太りやすくもなってきます。実際、夜ぐっすり眠れている人は健康で、体重も適正に保たれているものです。

意外なことですが、実はそこには、腸内環境が深く関係しています。

睡眠には、〝眠りのホルモン〟として知られるメラトニンが関与しています。このメラトニンを作り出すのが、セロトニンという神経伝達物質です。

セロトニンが脳で作られる割合は約2％で、約90％は腸で作られます。

セロトニンの原料でたんぱく質の一種であるトリプトファンは、肉や赤身の魚、乳

製品、大豆、牛乳などに含まれています。トリプトファンからセロトニンが生成され、それが血液にのって脳に届き、そこでメラトニンになるのです。

そのため、食物繊維などの不足により腸内環境が悪くなっているとセロトニンがうまく作られずに不足してしまい、結果的にメラトニンも減って、眠りの質が落ちてしまうのです。

腸内環境が悪くなれば、食欲を抑える短鎖脂肪酸も減り、便秘がちになり、悪玉菌が増えてやせにくい体質になっていきます。つまり、腸内環境を良く保っていれば、眠りの質も良くなるし、太りにくい体質も保たれるというわけです。

腸内環境を良くするためには、やはり食物繊維が必要です。食物繊維は、穀類、根菜類、豆類、きのこ類、海藻類に豊富なので、積極的に食事にとりいれましょう。

その上で、セロトニン、メラトニンの原料となるトリプトファンを多く含む食材も意識してみてください。

セロトニンには、食欲を抑える働きもあります。しっかりセロトニンが作られる腸内環境を維持していきましょう。

50 ストレスをためると体脂肪もたまる!?

皆さんのまわりにも、人間関係が良くない職場に移ったり、忙しくて気が重い仕事になった途端、どんどん太っていってしまった人が、おそらく1人や2人はいたのではないでしょうか。

「ストレス太り」という言葉もありますが、人はストレスが多いと、確かに太りやすくなります。

私たちはストレスを感じると、副腎皮質からコルチゾールというホルモンを分泌させます。コルチゾールは〝ストレスホルモン〟と呼ばれ、体を緊張状態にすることで、ストレスを乗り越えさせようとするものです。

コルチゾールにはさまざまな働きがあり、たとえば、男性ホルモンの分泌を抑えます。男性ホルモンは、男性にも女性にも分泌されているもので、筋肉を増やし、体脂肪を減らす働きを持っているので、分泌が減ると太りやすくなってしまうのです。

さらに、コルチゾールには、食欲を増進したり、血糖値を上げる働きもあります。血糖値が上がると、これを下げるためにすい臓からインスリンがどんどん分泌され、血液中の余分な糖を脂肪に変えてしまいます。

このため、ストレスが増えると、筋肉が減って脂肪が増え、さらに太りやすい体になり、肥満へと向かっていくのです。

また、ストレスがたまると、食欲を抑制するホルモンであるレプチンがうまく働かなくなることもあり、そのせいで過食から肥満になることもあります。

そもそもストレスがあると、私たちは食べることでストレスを解消しがちです。ついつい必要以上に食べたり、お酒を飲んだりしてしまうのです。

その上、多くの人は、ストレスがたまるような状況にあるときは、仕事などにかかりきりで、いつもより体を動かす量は減っているものです。よほど運動が好きな人でない限り、運動をする気もなくなります。

いつもより多く食べていたら、より多く動かなければ太ってしまいます。

ストレスがあると睡眠の質も悪くなるため、それがまた、肥満と不健康につながります。

50代だと、まだまだ仕事が忙しかったり、人によっては親の介護などもあって、ストレスがたまっている人は多いと思います。できれば、なんとかストレスを減らし、自分の健康を守りましょう。

現実問題としてストレスを減らすのが難しければ、とにかく、食べること以外のストレス解消法を見つけておくことです。それが運動であれば一石二鳥ですが、リフレッシュできることなら、まずは運動でなくてもかまいません。体に脂肪をため込まないためにも、ストレスを上手に解消する術《すべ》を身につけておきましょう。

50

太る人のキッチンにないもの、食卓にあるもの

太りやすい人と太りにくい人の違いは、生活習慣の違いが大きいわけですが、実はその人の家を見ただけで、ある程度は見分けがつきます。

まず、キッチンです。キッチンスケールや軽量カップ、軽量スプーンなどの〝はかる〟道具が何もない家の人は、太りやすい傾向にあると思います。

中高年になって代謝が落ちてきているからには、少しは食べる量を減らすなど、太らないための努力が必要です。そんなとき、食べ物の重さやカロリー計算などがきっちりできる人は、肥満になる可能性はぐっと下がります。反対に、食べることにアバウトで、面倒くさがり屋の人は、肥満になる可能性が上がるでしょう。

また、50代になっても、大きい茶碗や皿などを使い続けている人も心配です。器が大きいと1食あたりの量が若い頃のままで、過食気味になりがちです。大きいグラス

や大きいカップも、甘い飲み物を飲みがちな人は小さいものに交換することをおすすめします。

次に食卓やリビングのテーブルですが、しょうゆ、塩、砂糖などの調味料類、オリーブ油などが常に置いてある家の人は、太りやすくなるでしょう。調味料を多く使うとついごはんの量が増えるからです。温かい飲み物に砂糖を入れる習慣が肥満につながることは、改めて説明するまでもないでしょう。また、オリーブ油はいくら食べても体に良いと信じている人は、野菜サラダなどにいつもたっぷりかけてしまうようですが、とり過ぎれば太ります。

さらに太りやすい人は、家の中でいつもいる場所に、お菓子やスティックバーなどの栄養調整食品、キャンディ、砂糖入り飲み物の粉末スティックなどを置きがちです。こういうものは、目に入る場所、すぐ手の届く場所にあると、ふとひと息ついたとき、つい手を伸ばしてしまいます。わざわざ取りに行かないと取り出せないような、引き出しの中などにしまっておきましょう。

お菓子はポテトチップのように大きな袋入りのものだと、どれだけ食べているかよくわからないうちに減っていきます。個包装のお菓子にすれば、いくつ食べたか一目瞭然なので、食べ過ぎ防止にも役立ちます。

最後に、冷蔵庫の中を見てみましょう。

太りやすい人の家には、バラ肉、ひき肉、こま切れ肉、ベーコン、油揚げなどが常備され、練りごま、特大のマヨネーズ、ペットボトル入りの甘い清涼飲料水などがありがちです。そのほか、野菜ジュース、スポーツドリンク、調整豆乳など、意外とカロリーが高いのに、低カロリーと思われがちな飲み物も並んでいます。そして冷凍庫には、アイスクリーム、フライドポテト、ピザ、唐揚げ、フライなどが入っています。

自分は〝体質的に太りやすい〟と思っていた人の中には、このように〝家の中が太りやすい状態〟になっていた、という人がいるはずです。

ここに挙げたものの配置に注意し、常備食の選び方にも気をつけるようにすれば、それだけで肥満が解消されるかもしれません。ぜひ、お試しください。

50 「食べていないのに太る」という人の太るカラクリ

栄養指導をしていると、「私、食べていないのに太るんです」という人がときどきいらっしゃいます。

でも、そういう方に食事記録をつけてもらったり、詳しくお話をうかがってみると、ある共通点が浮かび上がってきます。

食事記録がところどころ抜けていることがあったり、自分が食べている量を過少申告したりしていることが多いのです。

家族が一緒に栄養指導を受けることもあるのですが、家族の証言と本人の証言に差異があることも少なくありません。

なぜ過少申告になるのか、その理由ははっきりとはわかりませんが、「こんなに食べている！」と思われるのが嫌なのかもしれません。単純に、昨日食べたものを正確に覚えていないという場合もあるでしょう。

「もしかしたら、自分も……」と思った方は、一度、食事記録をできるだけ正確に書いたり、食事の写真を毎回撮影したりして、自分がどれくらい食べているのか、正確に把握してみるとよいでしょう。家族の証言を確認してみるのも有効です。「小食ぎみ」と思っているのは自分だけかもしれません。

実はこの件は、厚生労働省が発行している「日本人の食事摂取基準」の２０２０年版でもふれられていて、国民健康・栄養調査の結果によると、男女とも18〜50歳くらいの人の場合、およそ20％程度の過少申告が起こっています。その後、年齢が上がるにつれて過少申告の程度は少なくなっていきますが、それでも5〜17％くらいの人が過少申告をしていると報告されています。特に、「肥満傾向が強い人ほど過少申告の程度がはなはだしい」とも書かれています。本人による食事内容の証言は、実際の2割減くらいにとらえたほうがよい、という記述もあります。

また、管理栄養士としての私の経験から言うと、「食べていないのに太る」という人の中には、少量で高カロリーのものをよく食べている傾向があります。

その代表が、マヨネーズ、オリーブ油、ドレッシング、ごま、ナッツ類です。「野菜をよく食べているのに太る」という人の中には、毎回、これらの食品を野菜にたっぷりかけて食べていた人がいました。

また、「スイカはほとんど水分なので、カロリーはないと思ってたくさん食べていた」とか、「高カカオチョコレートは糖質が少ないのでダイエットにいいと思って食べていた」とか、間違った知識を信じて疑わない人もいます。

病気などの理由もなく、「食べていないのに太る」ということは、実際にはまずありません。ちゃんと調べてみると、結局カロリーがオーバーしていたということがほとんどなのです。

50

親の介護で太ってしまう人もいる

50代に入ると、40代まではやせていたのに、親の介護がはじまって生活環境が変わり、どんどん太ってしまったという人が出てきます。

実際、私が栄養指導を担当した方の例を挙げておきましょう。

親が介護施設に入り、ときどき面会に通っていたが、食が細くなってやせ細ってきた。そこで、面会に行くときに、高カロリーのお菓子を持って行くようになった。でも、1人だと食べようとしない。自分も一緒に食べると、楽しそうによく食べてくれるようになった。これを1年以上続けていたら、自分の体重は激増し、ＬＤＬコレステロール（悪玉コレステロール）がはね上がり、脂質異常症になってしまった――。

家庭で介護をしている人も、食事の時間は不規則になりがちで、夜中に起きている場合もあり、自分の食事を作るのが面倒になってしまうケースが少なくありません。

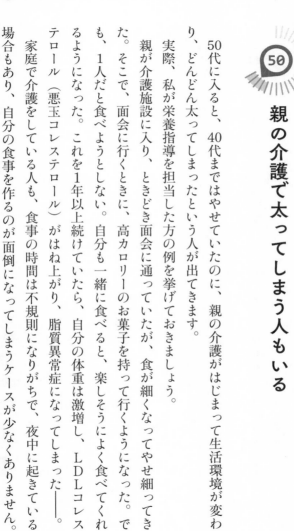

介護で疲れてしまい、食への興味も失われてしまうのでしょう。毎食、菓子パン、お菓子、カップラーメンしか食べていないという人もいました。これでは、たんぱく質やビタミン類、ミネラル類は足りていないのに、カロリーだけがオーバーしている状態になってしまいます。太るのはもちろん、体に良くないことは、言うまでもありません。

そもそも世の中の傾向として、料理を作ることが楽しいと感じていない人が増えています。献立を決めるときも、簡単に作れること、家にある食材・調味料で作れることが第一で、栄養バランスを考えない人が増えているのです。介護をしている人であれば、なおさらでしょう。

あるいは、ストレスで過食に走ってしまったり、甘いものばかり食べてしまっている人もいると思います。

気持ちはわかりますが、介護中でも、自分の健康は自分で守らなければいけません。そうでないと、介護が終わり、自分のセカンドライフを楽しもうと思ったときに自分の病気が発覚した、という事態に陥りかねないのです。

50

運動せずに、ダラダラ生活しているほうが食欲がわく!?

健康のためには、食事はもちろん、運動も大切だということは、もはや誰もが認識しているはず。しかし、わかっていても、なかなかできないのが、運動。特に、太っている人は、運動を敬遠する傾向にあるようです。

太っている人に、なぜ運動をしないのか聞いてみると、「もともと運動は好きではないけれど、たまに運動をするとお腹がすいてついつい食べ過ぎるから」と答える方がいます。たまにがんばって運動をすると、その後、ビールで焼肉など、いつも以上に食べ過ぎてしまうようです。

しかし、運動をすると食欲がわくというのは、大いなる勘違いです。たまに運動をして食べ過ぎてしまうのは、「運動したから、食べてもいいだろう」という感覚で、いつも以上に食べてしまっているだけ。たまにではなく、習慣的に運動を欠かさない人は、運動をした後に食欲が増しているということはないはずです。

実は、アメリカで行われたラットの実験で、運動をせずにダラダラ生活しているラットのほうが、運動をしているラットよりも食欲がわくことが報告されています。

運動不足にさせたラットと、軽い運動をさせたラットの食欲を調べたところ、運動不足のラットのほうが、9％もエサをたくさん食べたというのです。運動をせずに自由にエサを食べられる環境にいたラットのグループは太り、1日1～5時間程度、運動していたラットのグループは、好きなだけ食べられる環境にあっても食べ過ぎる傾向はなく、体重の変化はなかったそうです。

この実験結果は、適切な運動をしていれば、適正体重を保つだけの量で食欲が満たされ、運動が不足していると、適正体重を保つだけの量では食欲が満たされず、どんどん食べてしまうということを示しています。

では、なぜ運動していると食欲が抑えられるのでしょう。そこには、自律神経が関係しています。

私たち人間は、活発に活動していると交感神経が、リラックス状態にあると副交感神経が優位に働きます。副交感神経が優位になると、自然と食欲が増し、消化吸収も良くなります。反対に、運動をして交感神経が優位になると、腸からGLP-1とペプチドYYという食欲抑制ホルモンが出て、空腹を感じにくくなるのです。

しかも、食欲抑制ホルモンが出ている状態は、運動後30〜45分ほど続くことがわかっています。つまり、運動後45分以内に食事をすれば、食べ過ぎることもないのです。

自律神経の働きが良くなると、体重の自動調節機能が働き、太りにくくやせやすい体質を維持できます。ときどき思い立ったようにたくさん運動するのではなく、散歩でもよいので習慣的に体を動かすと、自律神経が整い食べ過ぎを抑制することができるのです。

なお、運動をして交感神経が優位になると、アドレナリンが分泌されます。アドレナリンは脂肪分解酵素の働きを活発にするので、運動すると脂肪が減ります。

さらに付け加えると、筋肉を使わなければ脳の働きも悪くなり、認知症を引き起こす要因になることも明らかになっています。食欲抑制はもちろん、認知症予防、健康維持のためにも、50代以降は必ず運動をするように心がけてください。

50

食事に気をつけても、運動不足はやっぱり太る

若いうちは、食事に気をつけるだけでも、ダイエット効果は出やすいものです。しかし、50代は違います。運動量が減り、筋肉量も落ち、基礎代謝が減ってくるので、食事にいくら気をつけても、もはやそれだけではなかなかやせません。必ず運動もしないと、思うような効果を得ることはできないのです。

体重の増減は、エネルギー収支のバランスで決まります。食事量（エネルギー摂取量）を減らしても、それ以上に身体活動量（エネルギー消費量）が減っていれば太ります。運動をしなければエネルギー消費量は増えませんし、筋肉量が落ちれば基礎代謝量が減るため、太りやすくなります。

基礎代謝に大きく関わっている筋肉ですが、近年、そこから分泌される〝やせホルモン〟の存在が明らかになってきました。

〝やせホルモン〟が何かを説明する前に、近年注目を集めているマイオカインにふれておきましょう。

マイオカインとは、骨格筋から分泌される生理活性物質の総称です。皆さんは、筋肉というと体を動かすためだけのものだと思われているかもしれませんが、実はさまざまな物質を分泌しているのです。

発見されているマイオカインは数十種類あり、善玉と悪玉があることもわかっています。しっかり動いている人は、筋肉から健康を保つ働きを持つ善玉マイオカインが分泌され、そうでない人は、善玉マイオカインの分泌が減るだけでなく、筋肉の委縮を進めたり健康に悪影響を及ぼす悪玉マイオカインの分泌が増えてしまうのです。

さて、そんなマイオカインの中で、私たちの体重に大きな影響を及ぼしているのが、IL-6とイリシンという成分です。この2つは、糖質や脂質の代謝に深く関わっている善玉マイオカイン。筋肉の中で糖質や脂質の代謝を高めたり、すい臓でインスリン分泌を高めたり、脂肪組織を燃えやすい褐色脂肪細胞に変えたりと、まさに〝やせホルモン〟とも呼べる働きをしているのです。

また、筋肉の合成や修復に深く関わっているマイオカインとしては、ＩＬ–６とＩＬ–４が挙げられます。筋肉の合成・修復には、筋肉のもとになる「サテライト細胞」というものを活性化する必要があるのですが、加齢により筋肉量や筋力が低下するサルコペニアの場合、このサテライト細胞が減ってしまうことがわかっています。筋肉からＩＬ–６とＩＬ–４というマイオカインがしっかり分泌されると、サテライト細胞の減少が抑制され、サルコペニア予防にもつながるのではないかと考えられています。

繰り返しになりますが、日常的に運動をして、筋肉をしっかり動かしていないと、いくら食事に気をつけても、筋肉は少しずつ減ってしまいます。筋肉が減ればやせにくくなりますし、体脂肪が増えて、いずれ生活習慣病になってしまうでしょう。

後になって後悔しないためにも、これからは必ず運動もしてください。無理なプログラムを立てず、〝ながら運動〟でもよいので、毎日行い、習慣的に続けることが大切です。生活の中で無理なく体を動かすことを目指しましょう。

第3章

50代のダイエットは、「食べやせ」が正解です！

50 「たんぱく質ファースト」で食欲を抑える

50代からのダイエットでは、必要な栄養素をしっかりとり、筋肉をつけて脂肪を落としていかなければなりません。この章では、そのための食べ方の正解として、太りにくく、健康的な食習慣「食べやせ」の具体的な方法を、ひとつひとつ紹介していきましょう。

まずは、「たんぱく質ファースト」です。

皆さんは「ベジタブルファースト」という言葉を聞いたことがあるのではないでしょうか。食事の際、野菜から食べることで、まず食物繊維を体内にとりいれ、血糖値の上昇を穏やかにし、太りにくくする食べ方です。

ベジタブルファーストも食べ方の正解ではあるのですが、私がそれ以上におすすめしているのが、この「たんぱく質ファースト」です。

最初に肉や魚など、たんぱく質のおかずを食べてから、ほかの品目を食べるという食べ方で、これを実践すると、いま注目を集めている〝やせるホルモン〟の、GLP−1という成分が分泌されるのです。

GLP−1は、食べ物が小腸に流れてくると、小腸下部のL細胞という細胞から分泌される消化管ホルモンです。脳の満腹中枢を刺激したり、胃の運動をゆるやかにしたりすることで、食欲を抑える働きがあることがわかっています。

つまり、食事のたびに、たんぱく質から食べることを実践しているだけで、自然と食べる量が減って、無理せずやせられるのです。

また、GLP−1には血糖値の上昇を抑える働きもあるので、その点からも、脂肪が体につきにくくなります。

さらに、たんぱく質のおかずを最初に食べたら、次は野菜やきのこ類、海藻類を食べると、食物繊維が消化管からの糖質吸収を抑えるので、血糖値の上昇をゆるやかにする効果がいっそう高まります。ごはんや麺類などの炭水化物は、できるだけ最後に食べるようにしましょう。

50

50代こそ「たんぱく質」をしっかりと！

50代以降、できるだけ筋肉量を保ち、太りにくい体質を維持するためには、とにかくたんぱく質をしっかりとることが大切です。

1日に必要なたんぱく質の目安量は、体重1kgあたり1・0g程度です。大体1回の食事で少なくとも20～30gのたんぱく質を摂取するとよいでしょう。

たとえば、体重が60kgの人であれば1日のたんぱく質量の目安は60g、単純に3で割ると1回の食事で少なくとも20g程度はとる必要があります。

たんぱく質は、ご存じの通り、肉、魚介類、卵、大豆製品、乳製品に豊富です。たんぱく質を20gとるには、たとえば鶏もも肉（皮つき）なら120g、豚ロース（脂身つき）なら105g、まぐろは85g、さけ90g、さば100g、卵170g（3個）、木綿豆腐290gです。

たんぱく質を補給するには、肉でももちろん構わないのですが、体重が気になる方には、シーフードをおすすめします。魚介類は、肉類に比べると全般にカロリーが低いため、太りにくいからです。

たとえば、バナメイエビ（養殖・生）は100gで19・6gのたんぱく質がとれますが、カロリーは82kcal。ほたて貝（貝柱・生）は100gで16・9gのたんぱく質がとれて、カロリーは82kcal。まだこ（生）は100gで16・4gのたんぱく質がとれ、カロリーは70kcalです。

一方、鶏もも肉（皮なし）は100gでカロリー113kcal、豚もも肉（皮下脂肪なし）は100gでカロリー138kcal、鶏むね肉（皮なし）は100gで105kcalですから、カロリーの差は明らか。

シーフードの中でもたこやいかは、よく噛んで食べることで食欲を抑えるので、特におすすめの食材です。

さらに、ちょっとした工夫でたんぱく質が補給できる方法もご紹介しておきましょう。

ごはんにじゃこや干しえび、粉チーズを加えたり、サラダにかにやツナを入れると、それだけでもたんぱく質を増やせます。

みそ汁には、かつお削り節をトッピング。お浸しは、白和えのほか、かつお削り節、カッテージチーズ、焼きのり、ピーナッツバター、練りごまを使ってみましょう。

ほかにも、高野豆腐をすりおろした粉豆腐、スキムミルク、きな粉、おから、ゆで大豆、湯葉などを料理に積極的に活用すれば、たんぱく質量を少しずつプラスしていけるはずです。

特に、朝食でたんぱく質が十分にとれていない人は少なくありません。朝食からしっかりたんぱく質をとって、健康的な体を維持していきましょう。

50

夜遅い食事は、温かいごはんよりも冷たいごはん

50代のうちはまだまだ忙しく、どうしても夕食が夜遅くなってしまうことがあるでしょう。そんなとき、少しでも太りにくく、体に良い食事にするための、ちょっとしたコツがあります。

それは、ごはんは温かい状態ではなく、冷めた状態で食べること。

炊き立てホカホカのごはんは確かにおいしいのですが、それよりも、あらかじめ用意しておいたお弁当のごはんや、おにぎりなどのほうが、実は太りにくく体にも良いのです。

理由は、冷めた炭水化物には、消化されずに大腸まで届く「レジスタントスターチ」（難消化性でんぷん）が含まれているから。

レジスタントスターチは、食物繊維と似た働きをする、消化されにくい繊維状ので

んぷんです。

レジスタントスターチを摂取すると、血糖値の上昇がゆるやかになる、胆汁酸を排出して脂質の代謝を高めるという報告などが多数あります。

また、レジスタントスターチは、不溶性食物繊維のように便のかさを増したり、水溶性食物繊維のように腸内細菌のエサになって善玉菌を増やす役割も果たします。

さらに、レジスタントスターチが善玉菌により分解され発酵すると、腸内環境を良好に保つのに欠かせない短鎖脂肪酸が作られます。短鎖脂肪酸には、腸のぜん動運動を活発にしたり、悪玉菌が増えるのを抑制する働きがあり、しかも食欲を抑えるホルモン分泌を高める働きもあります。

私たちの健康にとても有益なレジスタントスターチは、穀類やいも類、豆類などに含まれています。加熱調理すると構造が変わり、難消化性ではなくなってしまうのですが、冷めると再び消化されにくい繊維質に戻るという性質を持っているのです。

ですから、ごはんを食べるなら、冷めた状態で食べたほうが体に良い効果が期待できるわけです。糖質が脂肪になりやすい夕食や夜食などでは、特におすすめします。

もうひとつ、食物繊維に似た働きをする注目の成分として、「レジスタントプロテイン」にもふれておきましょう。こちらも難消化性成分であり、レジスタントスターチ同様、食後の血糖値の急上昇や、中性脂肪、悪玉コレステロールの上昇を抑えます。

このレジスタントプロテインが豊富な昔ながらの日本の食材に、高野豆腐があります。高野豆腐に含まれるたんぱく質の約3割が、レジスタントプロテインなのです。

高野豆腐は近年あまり食卓に上らくなってしまった食材のひとつですが、たんぱく質も豊富で、健康維持に役立つ素晴らしい食品です。日持ちもするので、ぜひ常備して、日々の食事にとりいれてください。

50 やせるなら、3つの「とり過ぎ」をやめなさい！

これまで述べてきた通り、太る原因にはさまざまありますが、もっとも多いのは、ズバリ、糖質のとり過ぎと脂質のとり過ぎです。

これを防ぐためにぜひ控えたいのが、甘いもの、脂もの、アルコールの3つです。「そんなことはわかっているけれど、それが難しい」という声が聞こえてきそうですが、まずは、糖質と脂質をとり過ぎるとどうなるのか、改めて説明させてください。

甘いものや炭水化物を食べて体の中に糖質が入ってくると、血糖値が上がります。すると、上がった血糖値を下げるために、すい臓からインスリンが分泌されます。インスリンは、血中の糖質を脂肪に変えて体にため込ませる働きもしています。

血糖値がゆるやかに上がる場合は問題ないのですが、空腹時に甘いスイーツを食べたり、おかずやサラダを食べずに大量の炭水化物を食べたりすると、血糖値が急上昇し、インスリンが大量に分泌されて、体にどんどん脂肪がついていくのです。糖質のとり過ぎは、肥満や脂質異常症、糖尿病の原因となります。

一方、脂質は、食事からとり過ぎると余った分が体脂肪として蓄えられ、肥満や脂質異常症を引き起こします。

脂質が多い食品をとっていると、結果的に動物性脂肪に多く含まれている飽和脂肪酸をとり過ぎることになり、血液中のＬＤＬコレステロール（悪玉コレステロール）が増えて、動脈硬化、心筋梗塞、脳梗塞の原因になります。

また、ファストフードの揚げ物や焼き菓子など、一般に販売されている食品に多く含まれているトランス脂肪酸をとり過ぎると、やはり血液中のＬＤＬコレステロールが増え、その上、ＨＤＬコレステロール（善玉コレステロール）が減少することがわかっています。血管壁で活性酸素の生成を活発にし、動脈硬化を引き起こしているという可能性も示唆されています。このため、トランス脂肪酸をとり過ぎれば、やはり生活習慣病のリスクを高めてしまいます。

厚生労働省が発表した「国民健康・栄養調査」（令和元年度）の結果によると、日本人の男性の約35%、女性の約44%が脂質をとり過ぎています。脂質といえば、男性のほうが多くとりそうなイメージがありますが、実は女性のほうが注意が必要なのです。サラダにドレッシングやオリーブ油などをたくさんかけたり、ケーキ、アイスクリーム、ナッツなど、間食をしがちだからかもしれません。

次に、アルコールの問題点です。とり過ぎが体に良くないことは改めて言うまでもありませんが、アルコールを飲みながら食事をすると太りやすくなる理由をご存じでしょうか。

肝臓はアミノ酸をエネルギー源として、アルコールの分解、糖質・脂質・たんぱく質の代謝・消化を助ける胆汁の生成、有害物質の解毒など、たくさんの働きをしています。アルコールを飲むと肝臓はアルコールの処理を優先するため、アルコールと一緒にとった糖質や脂質はエネルギーとして使われるよりも、中性脂肪となって体に蓄えられやすくなるのです。

50代に入ってからの甘いものや脂ものの食べ過ぎ、アルコールのとり過ぎがどれほどリスキーであるか、おわかりいただけたでしょうか。

そこで、私からの提案があります。これからは、アルコールを飲むときは、甘いものや脂ものはとらないようにしましょう！

アルコールを飲むのであれば、おつまみは、脂質の少ない豆腐、野菜、魚介を選ぶ。調理法も、油やバターを使わずに、蒸す、ゆでる、煮たものにすること。鯛のような脂質が少ない魚の刺身や、しゃぶしゃぶなどもよいでしょう。そして、甘いデザートはパスする。

反対に、どうしても脂ものや甘いものを食べたいときは、アルコールを飲むのは我慢する。あるいは、乾杯の1杯だけにとどめましょう。

そもそもアルコールを飲むと、どうしても食欲がわいてどんどん食べてしまいがちです。また、冷静な判断力も失われて、体脂肪率や健康のことなど忘れ、その場の欲望に流されてしまうこともあるでしょう。

50代になったら、もはやアルコールに適量はありません。できる限り飲酒量を抑えて、健康的な体を維持していきましょう。

50

薄味にするだけでやせる!?

糖質、脂質同様、塩分のとり過ぎも体に良くないということは、皆さんもよくご存じだと思います。塩分をとり過ぎれば血圧が上がり、動脈硬化を招き、心疾患、脳卒中など、重大な疾患へとつながっていきます。

実は、塩分のとり過ぎが引き起こす問題は、それだけではありません。ちょっと意外かもしれませんが、肥満とも大いに関係しているのです。塩分そのものはカロリーがないのに、なぜ塩分をとり過ぎると肥満になるのでしょうか。

その理由は、塩分が多めで味が濃いおかずだと、どうしてもごはんも進むので、つい食べ過ぎてしまうから。また、晩酌のときも、おつまみの味が濃いと食もお酒も進み、カロリーもアルコールもオーバーしがちだからです。

そもそも塩分には、胃酸の分泌を盛んにする作用もあるため、味が濃いものを食べれば食欲が増進します。

また、塩分をとり過ぎると、体は体内の塩分濃度を薄めるために、水分を増やそうとするので、水太りの原因にもなります。

さらに、マウスを使ったある研究報告によると、塩分をたくさんとることで、食事に含まれる炭水化物を、中性脂肪に変わりやすい果糖に変換するスイッチが入ることもわかってきました。

「日本人の食事摂取基準」（2020年版）では、塩分の目標量（食塩相当量として）は、成人1人1日あたり、男性7・5g未満、女性では6・5g未満と設定されています。小さじすり切り1杯で6gです。

塩分は、料理にふりかけた塩だけでなく、味噌やしょうゆ、インスタントだしをはじめ、市販の惣菜、お菓子、魚、チーズ、パン、麺類などに幅広く含まれているため、普段自分が何g塩分をとっているか確認するのは、なかなか難しいと思います。

でも、料理を作るとき、食べるときは、できるだけ塩分をとらないように心がけるだけで、摂取する塩分量は減ってくるはずです。たとえば、次のような工夫をしましょう。

　ふりかけ、佃煮、漬け物、梅干し、干物、魚卵、塩昆布など、ごはんやお酒がすすむものはなるべくとらないようにする。

　しょうゆや塩は、料理の上にかけるのではなく、小皿にほんの少しだけ入れてつける。チャーハン、カレー、牛丼、ラーメンなどの一品料理は食べる頻度を減らす。

　料理を作るときは、常に薄味を心がけ、しょうゆ、味噌などの調味料、レトルト食品などは減塩タイプを利用する。こしょう、七味唐辛子、わさび、しょうが、ゆず、レモン汁のほか、しそ、みょうが、ねぎ、大葉などの香味野菜やハーブ類を活用して風味を楽しみ、その分、薄味にする。

　鍋物のタレやドレッシングは、市販のものではなく、自分で酢を多めにして作る。大根おろしをたっぷり入れ、七味唐辛子や薬味を使う。

　こうした心がけを続けていると、最初は少々物足りなくても、だんだん素材の味がよくわかるようになってきて、以前よりもおいしく感じられるようになるはずです。同時に、量が少なめでも満足できるようになり、食べ過ぎることもなくなって、ゆっくりと体脂肪が落ちていくでしょう。

ところで、私たちの味覚は、実は年齢が上がるにつれて鈍くなっていきます。舌についている、味を察知する味蕾が加齢とともに減少していくため、味に対する感度が少しずつ落ちていくのです。高齢者が濃い味つけを好みがちなのは、このためです。

また、加工食品ばかり食べていると、濃い味つけや添加物の影響で、知らず知らずのうちに味覚が乱れてしまっていることもあります。

50代になったら、自分の味覚は以前より鈍くなっていると自覚しておくことも、減塩と減量のためには大切です。

50 「燃えやすい体」を作る食べ方とは

まったく同じ食生活をしていたとしても、太る人もいれば、そうでない人もいます。いつも自分と同じくらいよく食べているように見えるのに、まったく太らない人を見て、うらやましく感じた経験がある方もいるのではないでしょうか。

太る・太らないを決める大きな要素のひとつが、燃えやすい体かどうかです。50代からの健康を守っていくためには、ぜひとも燃えやすい体を手に入れたいものです。そのためには、私たちはどんな食生活を送ればよいのでしょうか。

その答えを探る前に、まず燃えやすい体の仕組みにふれておきましょう。

私たちが食べ物からとった栄養素を生命維持や活動に必要なエネルギーに変えるため、体の中でさまざまな化学反応が起きています。そのもっとも重要なシステムが、クエン酸回路（ＴＣＡ回路）というものです。

体が活動することでクエン酸回路が十分に回って機能していると、栄養素はどんどんエネルギーに変わって消費されていくのですが、体が休息しているとうまく機能しなくなり、エネルギーがしっかり消費されず、結果的に体脂肪に変わり蓄えられてしまいます。

つまり、クエン酸回路がよく回っている体＝燃えやすい体＝やせやすい体であり、クエン酸回路がよく回っていない体＝燃えにくい体＝太りやすい体、というわけです。

クエン酸回路を回すためには、運動などで体を動かすことと、いろいろな栄養素が必要になるのですが、その中でも特に欠かせないのが、ビタミンB群です。

ビタミンB群には、ビタミンB_1、ビタミンB_2、ビタミンB_6、ナイアシン、パントテン酸、ビオチン、ビタミンB_{12}、葉酸の8種類があり、それぞれ私たちの健康を保つ上でとても重要な異なる働きをしています。

ビタミンB群は、それぞれ単独では力を発揮できないため、お互いに助け合って働くのが特徴です。また、体内にためておけないので、毎日の食事でこまめにとる必要があります。

ですから、私たちはクエン酸回路をしっかり回して燃えやすい体でいるためには、積極的に運動をすることと、毎食ごとに、ビタミンB群をしっかり補給してエネルギー作りをサポートすることが大切なのです。

ビタミンB群は、過食、極端な偏食、過度のアルコール摂取、薬の服用などで消費されてしまいます。思い当る50代以降の方は、意識的にとりたい栄養素です。

8種類あるビタミンB群は、食品によってそれぞれの含有量が異なるため、いろいろな食品を食べるほかありません。肉、魚、卵、牛乳、大豆製品、緑黄色野菜などを、とにかくまんべんなく食べるように心がけることが重要です。

肉でも豚肉、牛肉、鶏肉と、できるだけいろいろな種類を食べるようにしましょう。魚も同様です。

毎日、食事の構成を主食、主菜、副菜にすることがビタミンB群の補給につながります。偏りのない食事を心がけて、燃えやすい体作りをしていきましょう。

50

やせたいなら、夕食での揚げ物は厳禁です

この章では、バランスのとれた食事をとりながら健康的にやせる「食べやせ」の具体例をいろいろ紹介していますが、反対に、やせたいなら、これだけはやめてほしいという食べ方があります。

それが、夕食での揚げ物です。太りやすい人は、揚げ物が好きな傾向にあるので、カツや天ぷら、フライドチキンなどを夕食によく食べてしまっているという人が少なくないと思います。

しかし、やせたいのなら、夕食での揚げ物は厳禁です。若いときならまだしも、太りやすくなっている50代になったら、絶対にやめてください。もし揚げ物を食べたいなら、多くて1日に1回、朝食か昼食にしましょう。

脂質は、体内で分解するのに長い時間が必要で、消化がよくありません。そのため、

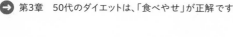

揚げ物を夜8時過ぎに食べてしまうと、胃は休息モードに入れず、夜中まで消化活動を続けることになります。夜中はエネルギーを消費するのではなく吸収する時間帯となるため、揚げ物から得たカロリーは消費されず、体脂肪としてどんどん体にため込まれてしまうのです。

また、ベッドに入っても消化のために胃が働いていると、睡眠の質が落ちてしまうので、その点からもストレスや肥満につながります。

ちなみに、アメリカのアイオワ大学などの研究グループが実施した研究によると、揚げ物を1日に1食以上食べると死亡リスクが上昇したとのこと。これは、50～79歳の約10万人の女性の食事を調べたものですが、揚げ物を1日に1食以上食べると、食べない場合に比べて、死亡リスクが8％高くなることが示されたのです。

脂質は糖質、たんぱく質とともに、エネルギー産生栄養素（三大栄養素）といわれ、私たちのエネルギー源として欠かせない栄養素のひとつではあります。しかし、1日の適正量（総エネルギーの20～30％）は、普通の食生活であれば、あえて脂質を補給しようとせずとも、食材や食品から簡単にとれます。

50

脳に「満腹」と錯覚させる食べものがある！

50代になってダイエットしようと思ったとき、ただ我慢で食べる量を減らしていくのは限界もあります。できることなら、しっかり満腹感を得た上で、食べ過ぎない状態に持っていきたいものです。

「そんな都合のいい話があるの？」と思った方に、ちょっとしたテクニックをご紹介しましょう。

お腹いっぱい食べなくても、脳が満足して「満腹だ」と錯覚する食事をとればよいのです。

人の満腹感は、本来、胃の状態と血糖値によって決まります。すなわち、食べ物がたくさん入ってきて胃が膨らむことと、血糖値の上昇です。たとえば、汁物を飲むと満腹感が高まるのは、胃が物理的に膨らむからです。ごはんを食べると満腹感を得られやすいのは、炭水化物が血糖値を上昇させるからです。

しかし、人間の気持ちは、それほど単純なものではありません。どんな物をどのように食べるか、どれだけ味に満足しているかなどによって、満腹感は変わってきます。

たとえば、実際には、それほどの量を食べていなくても、素敵な店でおいしい懐石料理を食べるとお腹がいっぱいになることがあるでしょう。また、盛りつけ次第で、実際の量よりたくさん食べたと感じることもあります。

これが、脳が錯覚を起こしている状態です。生理的な反応ではなく、脳が感覚的に「自分は満腹だ」と判断しているのです。

脳に「満腹だ」と錯覚させるのに有効な方法のひとつが、時間をかけて少し手間のかかる食べ物を選ぶことです。

その代表が、かに。時間がかかるので、脚を1本食べるだけでも、実際の量以上に満足感が得られます。

えびや貝など、ほかの殻つきの魚介類も同様です。貝の味噌汁や魚介のパスタ、ブイヤベースなどがおすすめです。

肉類であれば、骨つきがよいでしょう。骨つき鶏もも肉や手羽元、ステーキでおなじみのTボーン、ラムチョップなどは、噛みごたえもあるので、満腹感が高まりやすい食材です。

脳を錯覚させるためには、見た目も大切です。

彩りが良く、おいしそうな料理は満足感を高めます。実際に食べる前から、「絶対においしい。これを食べると自分は満足できる」と脳が思い込むのです。

また、お皿をひと回り小さくして、そのお皿いっぱいに盛りつけると、目の錯覚により量が多く見え、脳は「たくさん食べた」と錯覚します。

食材にもよりますが、盛りつけに立体感を出すことでボリューム感が出て、量が多く見えたりします。満足感を得て食べ過ぎを防止するために、いままで以上に料理の盛りつけにもこだわってみてください。

50

食事の前に飲むだけでやせる飲み物とは!?

ダイエットのために食事量を減らす必要があるとわかっていても、お腹がいっぱいになるまで食べられない、もっと食べたいのに我慢しなければいけないというのは、誰だって辛いものです。

そんな、食欲を抑えられずにダイエットに失敗してきたという方に、ぜひ試してほしい、飲むだけでやせる飲み物があります。

しかもそれは特別高いものでも、手に入れるのが難しいものでもありません。日本人なら誰もが馴染みがある、かつおのだし汁です。

食事の前に、かつお節でとった温かいだし汁をカップに1杯飲んでから食事をすると、それだけでやせられる可能性が高まるのです。

実は、かつおの旨み成分には脳の報酬系を刺激する働きがあり、お腹に入れると満腹感が得られやすく、結果的に食事の量が減ることが明らかになってきました。この習慣を続けていれば、無理せず自然と体脂肪を落とせると考えられるのです。

ある研究結果によれば、だし汁でも、昆布だしには同様の効果は得られなかったそうで、かつおだしの香りが、満腹感と関係しているのではないかといわれています。

また、甲子園大学副学長の伏木亨先生の研究チームは、「マウスが、油脂や糖と同じくらいかつおだしに〝やみつき〟の反応を示した」という研究結果を発表しています。

ただし、市販のインスタントのだしは総じて塩分が高いですし、かつお節でとっただしと同様の効果が得られるかどうかもわからないので、手作りでだしをとることが大切です。

だし汁を作るのがどうしても面倒という方は、食事の前に温かい麦茶やハーブティを飲むようにしてみてください。空腹時にカフェイン入りの飲み物を飲むと胃が荒れることがあるので、ノンカフェインのお茶がよいでしょう。

あるいは、白湯をカップに1杯ゆっくり飲むようにしてみましょう。お腹が膨らみ、何も飲まないときよりは、満腹感が得られやすくなります。

そもそも、温かい飲み物をとると、体が温まることで血流が良くなり、内臓の働きが高まるため基礎代謝も上がりやすいなど、いくつものメリットがあります。

食事の前に冷たいビールを飲むのはもうやめましょう。

変わりに、温かいだし汁を飲む習慣をつけて、無理なく体脂肪を落としていきましょう。

50

夜は、唐辛子を使った鍋がおすすめ

年齢を重ねていくと、誰しも基礎代謝が落ちていきます。エネルギーが消費されにくく、燃えにくい体になるわけですから、どうしても太りやすくなります。

そこで、50代以上の方のために、少しでもエネルギーを燃やすメニューを考えてみました。

ここで注目したのは、食事誘発性体熱産生（ＤＩＴ）です。

体内に吸収された栄養素の一部が体熱となって消費されるため、食事をした後は安静にしていても代謝量が増えます。これがＤＩＴです。ＤＩＴが高くなると、それだけエネルギーが消費されるので、当然、太りにくくなります。

ＤＩＴは、１日のうちでも変化があり、朝から昼にかけては高く、夜になると低くなることがわかっています。よく、「夜食べると太る」と言われますが、それは夕方から夜にかけてＤＩＴが下がることも理由のひとつなのです。

ですから、１日のうちでも夕食について、できるだけＤＩＴが上がりやすい食べ方をすれば、肥満防止につながります。

特におすすめしたいメニューは、唐辛子を使った温かい鍋物です。

唐辛子を使った料理を食べると、体がほかほかして汗が出てくることがありますが、これは食事誘発性体熱産生のひとつです。舌の上にある辛み受容体に、唐辛子の辛み成分であるカプサイシンが結合し、それによって交感神経と褐色脂肪細胞（脂肪を分解して燃焼させる作用を持つ特別な脂肪細胞）が活性化して、熱が作られるのです。するとと体が温まるので、血行が良くなり代謝も高まります。

さらに具材には、いかやたこ、ごぼうなど、噛みごたえがあるものを加えましょう。よく噛むことで自律神経が刺激され、ＤＩＴが高まることがわかっています。唾液の分泌が増えて消化を良くし、満腹感も高まるため、食べ過ぎ防止にもつながります。

ＤＩＴは、よく味わってゆっくり食べるだけでも高まることもわかっています。五感で味と香りを楽しみながら、じっくりいただきましょう。

50

「間食に野菜サラダ」が、更年期太りを解消する

50代に入ると、気づかないうちに増えてくるのが、間食。

男性も女性も、仕事の忙しさのピークを過ぎ、子育ても落ち着いてきます。結果的に、間食ができる時間が以前よりも多くなってくる傾向があるようです。

年齢的には、更年期に入ってホルモン分泌も乱れてくるため、太りやすい年齢になってくる時期でもあります。

そんな〝更年期太り〟を防ぎ、健康な体を維持していくために、今日から間食をお菓子からサラダに変えてみませんか。

当然、摂取エネルギー量は減りますし、間食でオーバーしがちな脂質や糖質の摂取も減らすことができます。

私が間食にサラダをおすすめする理由は、それだけではありません。不足しがちな

栄養素を補給することで、むしろ太りにくい体に近づけることができるのです。

まず、間食をサラダにすることで、食物繊維の補給に役立ちます。

「日本人の食事摂取基準」（2020年版）では、食物繊維の目標量は、18～64歳では1日あたり男性21g以上、女性18g以上とされています。しかし、令和元年の「国民健康・栄養調査」によれば、50～59歳の食物繊維の摂取量は、男性18・7g、女性16・1gと、どちらも不足しているのです。

食物繊維には、食後の血糖値の急上昇を抑えたり、お通じを良くする働きがあるほか、食べ物が胃腸をゆっくり通過するようにして満腹感を高める効果もあります。食物繊維をしっかりとることは、太りにくい体作りに直結しているのです。

たとえば、水菜やきゅうり、ブロッコリーなどを使ったグリーンサラダを100gくらい食べると、1食で約3gの食物繊維がとれます。

また、野菜を食べると、多くの人が不足しがちなカルシウムとビタミンCも補給できるので、一石二鳥です。

実際、令和元年の「国民健康・栄養調査」によると、50～59歳の1日の野菜類摂取量の平均値は、男性278・2g、女性260・7g。1日の摂取目標は350gですから、多くの人がかなり足りていません。野菜不足の影響もあって、エネルギーは足りているけれど、栄養が不足している「新型栄養失調」も問題になっています。

食物繊維が多い野菜には、モロヘイヤ、ごぼう、ブロッコリー、枝豆、オクラなど、カルシウムが多い野菜には、小松菜、モロヘイヤ、チンゲンサイ、かぶの葉、大根の葉、ビタミンCが多い野菜には、赤ピーマン、ブロッコリー、菜の花などがあります。

毎日、朝食を用意するときにサラダを多めに用意しておいて、いつでも食べられるようにしておくと便利です。空腹を解消できる上に、やせやすい体になっていくのですから、こんなに素晴らしいおやつはないと思います。

これからは、お腹がすいたらお菓子やケーキではなく、野菜サラダで小腹を満たし、肥満と栄養不足をダブルで防いでいきましょう。

50

夕食を2回食べたほうが健康的にやせる!?

50代でも仕事がまだまだ忙しい人の中には、残業が多く、夕食を食べるのが遅くなってしまう人がいるでしょう。女性は、仕事の合間におやつや軽食をとる人もいますが、男性は帰宅するまで何も食べないという人も少なくないようです。

しかし、そうした食習慣は、肥満への近道であるだけでなく、メタボや高血圧症、脂質異常症、糖尿病などの生活習慣病の原因となり、動脈硬化を進行させて、心疾患や脳卒中を引き起こすことにつながる、非常に危険な行為と言わざるを得ません。

勤務などで、どうしても夕食が遅くなる人は、2回に分けて食べる習慣をつけて肥満を防止し、健康的に体重を落としていきましょう。

残業で遅くなると決まったら、まず夕方に職場でおにぎりかサンドイッチなど、主食となるものを食べてしまいます。お腹も落ち着きますし、空腹のままより仕事もはかどるはずです。

その上で、帰宅後に主菜と副菜を食べるのです。

夕方に何も食べずに遅くなってから帰宅すると、かなり空腹感が強くなっているため、つい必要以上に食べてしまいます。血糖値が急上昇するため、太りやすくなる上に、糖尿病などの生活習慣病のリスクも上がってしまいます。

しかも、遅い時間に夕食をがっつり食べると、血糖値が下がる前に寝ることになり、寝ている間に分泌される〝やせホルモン〟のレプチンの作用が低下します。

反対に、夕方に軽く食事をしておけば、空腹感もそこまではなくなり、無理しなくても2回目の夕食では食べる量を減らせます。血糖値の変動幅も抑制でき、脂肪の蓄積を抑えるレプチンが働いて、太りにくくなります。食べる回数を増やすことで体の熱産生が高まり、代謝量アップ効果も期待できます。

つまり、夕食を2回にすることで、肥満や生活習慣病を防げるだけでなく、やせやすい体をキープできる可能性が上がるのです。仕事が忙しい方、シフト勤務などで夕食が遅くなる方には強くおすすめします。

50 血糖値が気になる人は、夕食後に率先して洗い物を！

血糖値は、50代以上の人が健康診断で特に気になる項目のひとつ。空腹時血糖100㎎／dℓ未満が正常とされ、血糖値が126㎎／dℓ以上となると、糖尿病が強く疑われます。

目安として早朝空腹時血糖値が100～109㎎／dℓの人は正常高値、同じく110～125㎎／dℓの人はいわゆる糖尿病予備群、それ以上になると糖尿病に該当するといえるでしょう。

また、本書で何度かふれてきた通り、血糖値が上がるとインスリンがたくさん分泌され、体に脂肪がつきやすくなってしまいます。

ですから、糖尿病予防の観点からも、太りにくい体を維持するためにも、血糖値の上昇を抑えることは非常に大切です。

そこでおすすめしたいのが、食後すぐの洗い物。

私たちの血糖値は、食後すぐに上がりはじめますが、食後にわずか2～5分、軽い運動をするだけでも、血糖値のピークが少し下がると考えられているのです。

食後にスクワットやウォーキングなどができればベストですが、毎食後運動をしようと思っても、なかなか続かないと思います。ちょっと立ち上がって洗い物や簡単な作業をするだけでも効果が期待できるので、とにかく無理なく続けられる習慣を手に入れてください。

反対に、食後にイスに座ったままだと、血糖値は上がりやすくなります。血糖値が高めの人は、食後自分がどう過ごしているか見直しましょう。

なお、夕食後は血糖値が上がりやすいため、特に体を動かすことが大切です。昔から「食べてすぐ寝ると牛になる」と言われていましたが、「食べてすぐ寝ると糖尿病になる」ので、ご注意を。

50

腸活もやり過ぎると、腸内環境が悪化する…

本書で何度かふれてきた通り、腸内環境を良好に保つことは、太りにくい体を維持する上でも、健康な体を維持する上でも、とても大切です。

腸内環境の重要性が叫ばれるようになって、「腸活」という言葉も広く使われるようになりました。積極的にヨーグルトや納豆などの発酵食品をとるようにしている人は、増え続けています。

こうした考え方は基本的には間違っていないのですが、日頃からお腹の調子が良くない人は、少し注意したほうがよいかもしれません。

実は、発酵食品のとり過ぎで、小腸内細菌増殖症（ＳＩＢＯ）というお腹の病気になってしまう人がいるのです。

ＳＩＢＯになると、小腸内で細菌が大増殖し、ガスが大量発生します。小腸の粘膜が壊されて有害物質が血管内に流出し、下痢、便秘、腹痛をはじめ、うつや肌荒れなど、さまざまな症状が起きます。

特に、消化管の手術を受けた人に起きやすいのですが、発酵食品のとり過ぎでも起きるといわれています。発酵食品をとり過ぎると大腸の腸内細菌が増え過ぎて逆流し、SIBOを引き起こすと考えられているのです。

また、腸に異常がないのに、お腹が痛くなって下痢や便秘を繰り返してしまう過敏性腸症候群の人は、SIBOの可能性が高いといわれています。実際、過敏性腸症候群と診断された人の約8割がSIBOだったという研究報告もあります。

ですから、よく下痢をしたり便秘がちな人は、自己判断でヨーグルトをたくさん食べるのはやめたほうがよいかもしれません。むしろ体に悪い食事をしている可能性があります。

腸内環境が良くなかったり、お腹の病気があると、どんなに食事に気を配っても、しっかり栄養を吸収することができません。心当たりがある人は、まずは一度、医師に相談することをおすすめします。

50

「ごはんは太る」の思い込みを、まず捨てましょう

糖質制限ダイエットが広まった影響もあり、「ごはんは太る」と思い込んでいる人が少なくありません。

そのため、ダイエットをしようと考えたとき、ごはんを食べるのをやめて、その分、肉や揚げ物をたくさん食べて満足しようとする人がいます。ごはんさえ減らせば、ほかの料理を食べる量が増えても太らないと思い込んでいるようです。

また、炭水化物の中でも、ごはんが一番太りやすいと考えていて、主食にパンやパスタを選んでいる人もいます。

しかし、こうした考え方は、すべて根本的に間違っています。

2年間にわたり糖質、脂質、たんぱく質のそれぞれの栄養構成の異なる食事をとってもらう調査をしたところ、体重変化に明らかな差はなかったという研究報告があり

ます。これはつまり、総摂取エネルギー量が同じならば、どの栄養素からエネルギーをとっていても、体重変化にほとんど違いがないということを意味しています。

同じエネルギー量であれば、糖質が特に皮下脂肪や内臓脂肪に変わりやすいということはないのです。ですから、ごはんなどの糖質を減らす・減らさないは、ダイエットの本質ではないと管理栄養士の業界では考えられています。

それに、ごはんは穀物に水を加えて炊いただけのものです。パンはバター、塩、砂糖などが入っていますし、パスタはソースにバターや油が使われています。これだけでも、炭水化物の中でごはんが太りやすいと考えるのが間違っていることがわかると思います。

太っている人は、全体のエネルギー量を減らす必要はあります。ごはんの量を減らせばエネルギー量は減るので、それでもよいですが、ごはんでなくてもかまいません。全体のエネルギー量がオーバーしていなければ、基本的に太ることはないのです。

もちろん、ごはんの食べ過ぎはよくありません。

50代の活動量が普通の人の場合、男性の1日の推定エネルギー必要量は2600kcal。

単純に3で割ると、1食あたり867kcalになります。このうち50～65%を主食でとってよいと考えられているので、50%とすると433kcal分で、ごはんなら丼で1杯程度（277・5g）は食べてよい計算になります。女性の場合、1日の推定エネルギー必要量1950kcalを3で割ると、1食あたり650kcal。この50%にあたる325kcal分で、ごはんなら普通茶碗山盛り1杯程度（208・5g）です。

私の印象では、ごはんをしっかり食べている人は間食をしている人が少なく、むしろやせている人が少なくありません。

反対に、ごはんは太ると決めつけて食べないようにしている人は、どうしてもお腹がすいて、甘いものなどを必ず食べる悪い習慣がついていることがあるようです。間食によってエネルギー量がオーバーしてしまえば、体重は当然増えます。

まずは、ごはんは太るという思い込みを捨ててください。

食べ過ぎに気をつけておいしくいただけば、間食も減って、逆に摂取エネルギーが低下していくはずです。

50 「よく噛んでゆっくり食べる」は、ダイエットにも大切だった！

よく噛んでゆっくり食べるのが胃腸のために良いのは言うまでもないことですが、実はダイエットの観点からも非常に大切です。

「どうせお腹に入るのだから、早く食べてもゆっくり食べても一緒だろう」と思われるかもしれませんが、よく噛むことのメリットは、想像以上にたくさんあります。

まず、よく噛むと歯茎やあごに分布している神経が刺激され、脳内に神経ヒスタミンが放出されます。この物質には、脂肪を分解する働きと、満腹中枢を刺激して食欲を抑えてくれる働きの両方があるのです。

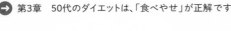

よく噛まずに早食いしてしまうと、ヒスタミンの恩恵が得られません。満腹中枢が働き出す前にどんどん食べてしまい、過食になると考えられます。

よく噛まずに早食いしがちな人は、無意識に食物繊維が少ない食べ物を選んで食べている可能性もありそうです。女子大学生を対象にしたある研究によると、食べる速度が速い人たちほど、食物繊維の摂取量が少なかったそうです。

野菜など食物繊維が多い食事をよく噛んで食べれば、水分を食物繊維が吸収し、胃の内容物を膨張させて満腹感を誘い、食べ過ぎが防げます。

また、よく噛んで唾液をたくさん出すことも、とても大切です。唾液が消化を促進するのはもちろんのこと、よく噛むことで、唾液中に体脂肪を分解する成長ホルモンの一種であるパロチンの分泌を促すことができるのです。

ですから、50代は歯ごたえのある食材を意識的に使って、よく噛む習慣をつけていきましょう。

食材を大きめにカットしたり、繊維にそってカットすると噛みごたえが出ます。火を通して軟らかくなり過ぎないように、硬めに調理するのもよいでしょう。

噛む回数の理想は、ひと口30回です。毎回30回はなかなか難しいと思いますが、できる範囲で回数を増やしていきましょう。

そして食事の際は、まずたんぱく質、次に野菜のおかずをよく噛んで5分くらいかけてゆっくり食べること。これだけで血糖値の上昇がゆるやかになり、脂肪がつきにくい食べ方になります。

ごはんは、粥状になり甘味が感じられるまで噛みましょう。満腹感を得られやすくなり、ごはんの食べ過ぎも防げます。

50

食べてすぐ寝ると、老ける！

食べてすぐ寝ると血糖値が下がらないまま眠ることになるため、糖尿病になりやすくなる上に、体に脂肪がつきやすくなってしまいます。こうした食べ方が体に良くないことは繰り返し述べてきましたが、実は別の観点からも、絶対におすすめできません。

なぜなら、食べてすぐ寝ると、私たちの体がどんどん老けてしまうから！

もっと具体的にいうと、私たちの体に備わっている、細胞を若返らせる「オートファジー機能」が弱められてしまう可能性が高いと考えられているのです。

オートファジーは、私たちの若さと健康のカギを握るものとして、近年注目を集めているもの。細胞が古くなったたんぱく質を分解して新しく作り替える機能で、全身のすべての細胞で行われています。私たちが食事からとっているたんぱく質の量よりも、オートファージによって作られるたんぱく質の量のほうがずっと多いのですから、その機能が体に与える影響は想像以上に大きいでしょう。

オートファジーは、飢餓状態のときに栄養を作り出したり、細胞内の新陳代謝を行ったり、病原体など体に悪影響を与えるものを攻撃したりと、私たちの健康と若さを守るためのさまざまな働きをしていることが明らかになっています。

大阪大学大学院生命機能研究科・医学系研究科の吉森保栄誉教授によると、人のオートファジーが一気に低下するのは60代以降とのこと。これくらいの年齢になると、がんなど病気が一気に増えますが、それにはオートファジーの低下が関係しているのではないか、とも推察されています。

ただし、誰でも60歳になるとオートファジーが低下するわけではなく、どんな食事をしているか、運動はしているかなど、生活習慣によってかなり差が出ると考えられています。

たとえば、ショウジョウバエを用いたある研究で、体内時計のリズムに沿った食事をとり、夜間に絶食することで、オートファジーの働きが維持されたと報告されています。

また、オートファジーは睡眠中に活発になるようで、その間に満腹状態で血中にアミノ酸がたくさんあると、オートファジーを妨げるとも考えられています。

吉森教授は、老化によりオートファジーの働きが低下してしまう直接の原因がルビコンというたんぱく質であることを発見されました。脂肪を多く含んだ食事で脂肪肝にさせたマウスの肝臓では、ルビコンが増えていたそうです。

つまり、私たちがオートファジーの機能をできるだけ維持していくには、規則正しい生活を送り、脂質が多過ぎない食事を心がけることが大事だと考えられるわけです。反対に、食事の時間がまちまちだったり、夕食に脂っこい食事をしたり、満腹まで食べてすぐに寝てしまったりしていると、オートファジーの活性化が妨げられる可能性が高いわけです。

太らないためにはもちろん、全身の細胞を若く保ち、免疫力の高い健康な体を維持するためにも、夕食は脂質が少ないものを軽めにとり、遅くとも寝る3時間前にはすませるようにしましょう。

50

ダイエットしたい50代のお酒の飲み方

お酒は、飲める人にとっては、とても魅力的な飲み物でしょう。おいしいお酒を食事やおつまみと一緒に嗜《たしな》む時間は、人生の楽しみのひとつです。

でも、体のことを考えたら、50代になったら残念ながら飲酒はあまりおすすめできません。

お酒好きの人には耳の痛い話になりますが、ここでアルコールの問題点を挙げておきましょう。

まず、お酒は神経毒なので、飲み過ぎると自制心が失われ、アルコールの量とおつまみや食事の量が増えます。

肝臓でアルコールの分解をするときに、食事からの糖質や脂質がたくさんあると、中性脂肪の合成が必要以上に高まるため、太りやすくなります。内臓脂肪が増えるとテストステロンが減少し、筋肉が減り、メタボリックシンドロームのリスクが上昇します。

また、アルコールを日常的に飲んでいると、血圧が上がります。実際、アルコールの摂取量に比例して血圧が高くなることがわかっています。

アルコールは脱水症状を引き起こすため、体の水分量が減ると血液の粘性が上がり、動脈に血の塊ができて詰まりやすくなってしまいます。動脈硬化が進めば、脳梗塞や心筋梗塞につながる恐れもあります。

中性脂肪が肝臓に蓄積する脂肪肝にもなりやすくなります。脂肪肝をそのままの状態で飲酒を続けていると、細胞に炎症が広がり、やがて深刻な肝臓障害になってしまいます。

さらに、寝る前に飲むと、睡眠の質を低下させます。最初は眠気を誘いますが、アセトアルデヒドが交感神経を優位にしてしまうため、中途覚醒を引き起こします。中途覚醒が続くと、寝ようと思ってさらに飲んでしまう人もいて、知らず知らずのうちに酒量が増え、アルコール依存症に近づいていくケースもあります。

お酒を飲んで寝ると、夜中にトイレに行く回数も増えますし、どうしても熟睡できなくなります。睡眠の質が落ちれば、生活習慣病のリスクも上がってしまいます。

アルコールは歯周病を促進させることも明らかになっています。

ですから、できることならアルコールは極力抑えていただきたいのですが、そうはいっても、お酒を飲みたい人は少なくないと思います。私自身も、少しは楽しみたいと思っています。

そこで、50代のお酒の飲み方のコツを挙げておきましょう。健康的に飲めればリフレッシュにもなり、楽しい時間が過ごせるはずです。

まず、飲みはじめる前におにぎりを1個食べて、食べ過ぎを予防しましょう。チーズやスープでもよいでしょう。空腹で飲みはじめるのはNGです。アルコールで胃を荒らしますし、おつまみを食べ過ぎる可能性が上がってしまいます。

おつまみは、揚げ物などはやめて、低カロリーの食材を吟味しましょう。たとえば、お刺身、焼き魚、ゆでえび、蒸し鶏、ゆで豚、牛肉の網焼きなどがおすすめです。

チェイサーを用意し、とにかくお水をしっかり飲みましょう。

できるだけ誰かと一緒に、おしゃべりを楽しみながらゆっくり飲みましょう。お酒好きな人が1人で飲みはじめると、ハイスピードでぐいぐい飲んでしまうことがあるので要注意です。

一気に飲まず、ほろ酔いの時間を長く楽しみましょう。深酒してしまうと、理性もなくなり、食欲やアルコール欲に歯止めが効かなくなって、それまでの努力も水の泡になってしまいます。

以前は、ビールなら1日にこれくらい飲んでいいといった、適量が示されていましたが、もはや適量はありません。できるだけ少なくするにこしたことはないのです。グラスを小さくする、買い置きをしないなど、酒量を抑える工夫もしてみましょう。

もちろん、シメのラーメンやお茶漬けは厳禁です。

そして、飲んですぐ寝ないこと。そこから考えると、晩酌の時間はできるだけ早めを心がけましょう。

50

免疫力を上げる、話題の「LPS」を含む食材を食卓に

50代になったら、太りにくい体を維持するのも大切ですが、さまざまな病気に負けないために、免疫力をアップすることが必要不可欠です。私たちの免疫力は加齢とともに落ちていくので、本格的に病気にかかりやすくなる60代に入る前に、強い体を作っておくに越したことはありません。

免疫力を上げる栄養素には、ビタミンA、ビタミンB群、ビタミンC、ビタミンD、亜鉛などがありますが、ここでは、最近話題のLPS（リポポリサッカライド）にふれておきましょう。

これは主に土の中に存在する細菌の成分で、土の中で育つ根菜やきのこ類などに多く含まれています。人間の体内では作り出せないので、食事でとる必要があります。

LPSは、免疫細胞「マクロファージ」の働きを高め、免疫力を上げることが明ら

かになっています。腸内環境も改善させ、生活習慣病の予防やアンチエイジングにも効果があると考えられています。

ＬＰＳは土の中に多く存在する細菌なので、自然な土で栽培されたものに豊富です。無農薬や減農薬栽培された、泥つきの野菜に特に多く含まれています。

幅広い食材に含まれていますが、特に豊富なおすすめの食材としては、れんこん、ほうれん草、小松菜、ピーマン、きゅうり、オクラ、ししとう、きのこ類、豆類などが挙げられます。

きのこの中では、特にＬＰＳを多く含むのはひらたけです。なめこやしいたけ、マッシュルームも豊富です。

豆類の中では、さやごと食べられるスナップえんどうやさやえんどう、皮ごと食べるくるみやごまなどの種実類もおすすめです。

果物にもＬＰＳは含まれており、りんご、なし、いちじく、桃などに豊富です。わかめやめかぶ、とろろ昆布、のり、ひじきなどの海藻類にも含まれています。

調理の注意点としては、ＬＰＳは皮に多く含まれているので、食べられるものは皮ごといただくようにしましょう。

ＬＰＳは水に溶けやすいので、長く水にさらしたりしないこと。熱に弱いので、できるだけ生で食べるのがおすすめです。加熱する場合も、さっと火を通すくらいにしたほうがＬＰＳの損失が少なくてすみます。

以上の通り、ＬＰＳは私たちが日頃から口にしているさまざまな食材に含まれています。これらをまんべんなくとることで、栄養のバランスもかなりよくなります。今後、日々の食事を考える際の参考にしていきましょう。

50

50代からは、多種小食を目指しましょう

3章のまとめとして、太りにくい、健康的な食習慣「食べやせ」について、改めて確認しておきましょう。

まず大切なことは、1日3食、欠食しないことです。特に朝食は重要です。朝食をとることで体のリズムが整い、エネルギーが燃えやすい体になります。

何より意識していただきたいのは、いろいろな食材をまんべんなく食べ、さまざまな栄養素をバランスよくとることです。これは、現在、どの国においても重要視されている、健康的な食事の基本中の基本です。

考え方としては、やせたいからといって、糖質や脂質が多い食品を極端に減らそうとせず、食事全体の栄養バランスを考えることです。

そして、特定の食品群や栄養素をとろうと考えるのもNGです。同じ食品ばかり続

けて食べると食品に偏りが生じ、摂取できる栄養素の種類が少なくなるリスクが上がってしまいます。

そこで、バランスの良い食事の目安として私が提唱しているのが、1日10品目がとれる、「かきくけこ、やまにさち」食事法です。

か↓海藻類、き↓きのこ類、く↓果物類、け↓鶏卵（卵）、こ↓穀類・いも類、や↓野菜、ま↓豆類・種実類、に↓肉、さ↓魚、ち↓チーズなど乳製品・牛乳を表しています。毎日、このすべての品目がとれる食事を心がけていきましょう。

メニューは、主食、主菜、副菜の組み合わせで考えてみてください。主食は「こ」の穀類・いも類、主菜は「さ」の魚、「に」の肉、「け」の鶏卵、「ま」の豆類で、副菜は「や」の野菜、「か」の海藻類、「き」のきのこ類、「く」の果物類、「ち」のチーズなど乳製品や牛乳などをとりいれ、バランスのとれた食生活を送りましょう。

さまざまな食品をとることで、燃えやすい体になるだけでなく、生活習慣病の予防にもつながります。さらに、高齢期に問題となるロコモティブシンドローム、サルコペニア、骨粗しょう症などを防止する、たんぱく質、カルシウムなどのミネラルもしっかり補給できます。

「かきくけこ、やまにさち」を合言葉に、幅広い食品で幅広い栄養素をたっぷりとって、健康的な60代を迎えましょう。

※「かきくけこ、やまにさち」は、森由香子の登録商標です。

第4章

50代はダイエットのラストチャンスです

50 50代はダイエットのラストチャンスです！

第4章では、なぜ50代がダイエットのラストチャンスなのか、50代でダイエットしておかないとどうなるのか、見ていきたいと思います。

まずは改めて、どんな人がダイエットをする必要があるのか確認しておきましょう。

よく適正体重の目安として使われるものに、ＢＭＩ（Body Mass Index）数値があります。体重と身長から算出される肥満度を表す体格指数で、［体重 kg ÷（身長 m）^{2}］で算出される値です。日本肥満学会は18・5〜25未満が普通体重、25以上が肥満としています。

ＢＭＩ以上に、何より注視していただきたいのが、体脂肪率です。体脂肪率は、体組成計で測定できます。一般に、健康的とされる体脂肪率の目安は、男性は10〜19％、女性は20〜29％。それ以上になると、肥満ということになります。

たとえば男性の場合、ＢＭＩが25未満でも、体脂肪率が20％を超えている、いわゆる〝隠れ肥満〟と呼ばれる人がいます。こういう人は、一見太っていないのですが、内臓脂肪がたっぷりついているので、近い将来、病気になる可能性が非常に高いです。すぐにでもダイエットをはじめたほうがよいでしょう。

また、改めて言うまでもなく、体脂肪率が高く、すでに高血圧や脂質異常、高血糖などを指摘されている生活習慣病の予備軍の人は、何もしないでそのまま年齢を重ねていくとどんどん病気が進行してしまうので、やはりすぐにでもダイエットをはじめるべきです。

そして、私がここで強調しておきたいのは、ダイエットをするなら、50代が最後のチャンスだということです。

もしあなたがＢＭＩや体脂肪率が少々高くても、いま現在、それほど健康に問題を感じていないと、「そうはいっても、生活に支障があるわけでもないし、ダイエットはしなくていいや」と思ってしまうかもしれません。しかし、放置すればさらに体脂肪が増え続け、自覚症状がなくても体の中で、病気の火種が作られていくかもしれないのです。

その上、年齢が上がっていくと、全身の細胞の数が年々減り、筋肉も落ちていくことで代謝が下がるため、やせにくい体になっていきます。一般に運動量も減るため、活動代謝量も落ちます。そうした観点からも、50代でダイエットしておいたほうが、ずっと効率が良いのです。

しかも、60代からのダイエットは、健康上さまざまなリスクがあるため、基本的にはおすすめできません。食事を間違えれば低栄養になり、逆に寿命を縮めることになりかねないからです
さらに、脳の老化の問題もあります。年齢とともに脳の萎縮が進み、特に前頭葉が萎縮すると、意欲がわかない、柔軟性がなくなるといったことが起きはじめます。そのため60代になると、たとえ減量の必要性が出てきても、ダイエットに取り組む気持ちや続ける気持ちが起きなくなる可能性もあります。

つまり、やせたいという意欲と、ダイエットの実行力が伴っているのは、50代が最後かもしれないのです。躊躇《ちゅうちょ》せず、50代のうちにダイエットに取り組みましょう。

50 男性ホルモン・女性ホルモンの低下で、脂肪がつきやすくなっている…

皆さんの中には、「50代に入ったけれど、いま現在、体脂肪率は基準値以内（男性は10～19％、女性は20～29％）だし、BMIも25未満だから、自分はダイエットとは無縁だ！」と、安心されている方もいるかもしれません。

しかし、50代に入ったからには、残念ながら油断は禁物です。なぜなら、誰しも更年期に入るため、もともと太っていなかった人でも、どうしても体に脂肪がつきやすくなってくるからです。

女性の場合、閉経の時期を挟んで前後、数年ずつの約10年間を更年期といいます。一般的に45～55歳です。もともと女性ホルモンのエストロゲンには、皮下脂肪を増やす働きがあるのですが、50歳前後で閉経すると皮下脂肪が減って内臓脂肪が増えやすくなり、生活習慣病にかかりやすくなります。

男性の更年期は、男性ホルモンのテストステロンの低下に伴い、40代半ばくらいから起きはじめます。テストステロンには、筋肉を発達させて男性らしい体を作るだけでなく、体内のエネルギー消費を高め、脂肪を燃焼させる働きがあります。50歳前後になると、テストステロンの分泌量はさらに大きく減ってくるため、筋肉量が減り、体脂肪も増え、肥満や糖尿病などの生活習慣病にかかりやすくなります。

つまり、男性も女性も、更年期以前はホルモンがやせやすく、病気になりにくい体を作ってくれていたけれど、年齢とともに、その恩恵が失われていくのです。

しかも、ホルモンの低下は、やる気の低下にもつながります。意欲と大きく関係しているテストステロンは、男女ともに分泌されていますが、年齢とともに量が減るため、どうしてもやる気が低下していきます。60代に入ってしまうと、ダイエットに取り組む気持ちも低下してしまう可能性が高いのです。

50代は、60代以上に比べれば、男性ホルモン、女性ホルモンの分泌がわずかながら、まだある年齢です。いまのうちなら、ダイエットに前向きに取り組めますし、効果も得られます。

50

太ったまま60代を迎えると、高確率で寝たきりに

50代になって60代が近づいてくると、「もういい年だし、太っていてもいいや」と思う人もいるでしょう。

でも、太ったまま60代を迎えると、要支援・要介護になる確率がぐっと上がるとしたら、あなたはどうしますか？

2019年に発表された「国民生活基礎調査」では、介護が必要になった人の主な原因の1位は認知症で24・3％、2位は脳卒中など脳血管疾患で19・2％でした。

肥満は高血圧症や糖尿病といった生活習慣病をはじめ、脳卒中や心疾患、認知症など、さまざまな病気の発症リスクを高めてしまうことがわかっているので、太っていると、将来、要支援・要介護、さらには寝たきりになってしまう確率も当然上がってしまうのです。

見た目が太っていないと「自分は大丈夫」と思いがちですが、一見、あまり太っていない、隠れ肥満の人の方が、むしろ心配です。そういう人は、将来、要支援や要介護になりやすいサルコペニア肥満、もしくはその予備軍かもしれないからです。

サルコペニアとは、骨格筋量の減少、および筋力が低下することを意味しています。人は誰しも、年齢とともに筋力が低下していきます。20歳代をピークに、80歳頃までに約30〜40%もの骨格筋量が失われるといわれています。

サルコペニア肥満とは、サルコペニアの状態に肥満が加わったことをいいます。筋肉量が少なく、体脂肪が多い状態です。

私の経験から言うと、実はサルコペニア肥満になりやすい人には、ある傾向があります。それは、20代、30代の頃、運動をしないで食事を抜いたり、食べる量を極端に減らしたり、何か1品だけを食べ続ける「単品ダイエット」など、不健康なダイエットを繰り返していた人です。

こうしたダイエットを行うと、一時的に体重が減るのですが、すぐにリバウンドしてしまい、また無謀なダイエットをするということを繰り返しがちで、結果的にサルコペニア肥満になっていくのです。

サルコペニア肥満になると、足腰の筋力がどんどん弱っていくので、ひざ痛や腰痛が悪化し、生活の質が低下します。さらに、本人も気づかないうちにあまり外を出歩かなくなり、活動量が低下していきます。気分もうつうつとして、食欲がなくなることもあり、さらに栄養状態が低下し、筋力が衰え、もっと動かなくなるという悪循環に陥ります。

すると、心身ともに弱った状態を意味する、フレイルに進行しかねません。フレイルになってしまうと、要介護になる確率はさらに上がってしまいます。

将来、できるだけ要介護にならないためにも、ぜひ50代のうちに「食べやせ」ダイエットをはじめ、筋肉をつけて脂肪だけを落としていきましょう。

50 血圧を上げる悪玉物質が、脂肪細胞から大量に分泌される!?

40代、50代になると、健康診断の結果がいろいろと気になってくるものですが、特に気にしている人が多いのが、血圧でしょう。

高血圧とは、病院や健診施設などで測定した、収縮期血圧（上の血圧）が140㎜Hg以上、または拡張期血圧（下の血圧）が90㎜Hg以上の状態をいいます。自宅で測定する血圧を家庭血圧といい、その場合は、上が135㎜Hg以上、下が85㎜Hg以上が高血圧とされます。

高血圧は、動脈硬化を悪化させ、脳卒中や心臓病、腎臓病など、重大な病気を引き起こします。健康寿命を伸ばすためには、決して放置してはいけません。

高血圧症の人は、40代から増えはじめ、50代で急増することがわかっています。血圧は老化などの影響で、どんな人も年齢とともに上がるため、その後、何も対策を講じなければ、どんどん上がっていきます。

つまり、私たちは50代に入るとただでさえ高血圧になりやすいわけですが、太っている人は、さらに注意が必要です。

一般にはあまり知られていないことですが、肥満になると、血圧を上げる悪玉物質が、内臓の脂肪細胞から大量に分泌されてしまうからです。

近年になって、脂肪細胞は単にエネルギーを貯蔵するだけでなく、さまざまなホルモンを出していることが明らかになってきました。そのホルモンの総称をアディポサイトカインといいます。アディポサイトカインには善玉と悪玉があり、肥満になると、内臓の脂肪細胞から悪玉アディポサイトカインが大量に分泌され、逆に善玉アディポサイトカインの分泌が減ってしまいます。

普段、血圧は自律神経やホルモンによって調節されていますが、脂肪細胞から分泌されるアディポサイトカインの働きにより、自律神経やホルモンの働きが乱れて体にさまざまな悪影響を及ぼし、結果的に血圧が上がります。

さらに悪玉アディポサイトカインは、インスリン抵抗性（すい臓から分泌されるインスリンが効きにくくなり、血糖値を下げる働きが弱くなった状態）を高めてしまうため、血糖値が下がりにくくなります。すると体は血糖値を下げようと、さらにインスリンを分泌してしまい、結果的に血液中のインスリン濃度を高め、高インスリン血症を引き起こします。

高インスリン血症になると、血糖値が下がらなくなり、交感神経が刺激されて血管が必要以上に収縮したり、腎臓でのナトリウム排泄機能が低下して血管に水分がたまりやすくなるため、結果的に、血圧が上がってしまうのです。

また、肥満の人は食べ過ぎることが多く、それが食塩のとり過ぎにつながって、さらに血圧が上がりやすくなるとも考えられています。そればかりか、悪玉アディポサイトカインが脂肪細胞からたくさん分泌されてしまうと、高血圧症だけでなく、糖尿病、脂質異常症などの生活習慣病になりやすいこともわかっています。

肥満者は正常体重者と比べ、なんと約2～3倍も多く、高血圧症になることが明らかになっています。適切なダイエットで体脂肪率を基準値内（男性は10～19％、女性は20～29％）に保ち、正常な血圧をキープしましょう。

50

いま体脂肪を落とせば、尿酸値や結石のリスクが減る

中年以降の男性に多い病気に、痛くて有名な、痛風があります。痛風は決して珍しい病気ではありません。皆さんのまわりにも、血清尿酸値（血中の尿酸値）が高めで痛風の心配をされている方や、ずっと尿酸値を下げる薬を飲んでいるという50代の方が、１人や２人いらっしゃるのではないでしょうか。

皆さんご存じの通り、痛風は圧倒的に男性に多い病気で、その割合は男性95に対して女性5です。でも、女性も安心はできません。女性ホルモンのエストロゲンが尿酸の尿中排泄を促進するため若いうちは少ないのですが、閉経後に増加するのです。

50代に差しかかると、尿酸値が高めだからと、プリン体が少ない食事を心がけているという人がちらほら出てきます。痛風といえば、プリン体の多い食事が原因といわれてきたためでしょう。

しかし、実は近年の研究により、血清尿酸値への影響は、必ずしも食べている食事のプリン体含有量によらない、ということがわかってきています。食品に含まれるプリン体には、体に吸収されやすいプリン体とされにくいプリン体があり、プリン体の含有量だけでは尿酸値を上げやすい食品かそうでないかは、判断できないのです。

ですから、尿酸値の上昇を防ぎたいのであれば、プリン体よりも、まず体脂肪率に注目してください。男性は19％、女性は29％までが基準値なので、体重が標準でも、それ以上であったら、ぜひ早めに体脂肪を落としておくこと。そうすれば、将来、痛風になるリスクを減らすことができるのです。

実際、高度の肥満の人や、メタボリックシンドロームの人は、高尿酸血症になりやすいことがはっきりしています。

メタボリックシンドロームとは日本語で「内臓脂肪症候群」といいます。内臓脂肪の蓄積をみる腹囲の計測（男性85㎝以上、女性90㎝以上）を必須項目とした上で、脂質異常・高血糖・高血圧のうち２つ以上を合併した状態を指します。

内臓脂肪の蓄積と高尿酸血症や痛風には強い関連があり、内臓脂肪が増えると尿酸の生成が促進されます。

また、内臓脂肪から分泌される悪玉アディポサイトカインにより、インスリン抵抗性（すい臓から分泌されるインスリンが効きにくくなり、血糖値を下げる働きが弱くなった状態）が上がり、尿酸が体外に排出されづらくなります。

その上、高尿酸血症になると、腎結石、尿路結石が発生しやすくなります。

50代になったら早めに内臓脂肪を落とし、心疾患や脳卒中はもちろん、痛風や尿路結石という痛い病気になってしまうリスクも、しっかり減らしておきましょう。

50

お酒を飲んでいなくても、メタボの人は肝臓病に注意

肝臓に脂肪がたっぷりついてフォアグラ状態になってしまった脂肪肝。

脂肪肝は一般に男性が多いのですが、50代以降は、男性も女性も知らず知らずのうちに脂肪肝になっている、もしくは脂肪肝が悪化している可能性があります。なぜなら、女性は閉経後に女性ホルモン減少により、体に脂肪がつきやすくなり、脂肪肝にもなりやすくなってしまうからです。

脂肪肝といえば、以前はお酒を飲む人がなりやすいといわれてきました。アルコールが分解されるとき、中性脂肪の合成が促進され肝臓に蓄積されるからです。

しかし、特に50代になったら、お酒を飲む人以上に、よく食べる人は注意が必要です。食事で脂質や糖質をとり過ぎていて、さらに運動もあまりしていないと、使いきれなかった脂肪酸やブドウ糖が中性脂肪として肝臓に蓄えられてしまうからです。

実際、意外なことに、日本人の脂肪肝の原因は、飲み過ぎよりも、食べ過ぎによるものが多いという事実が判明しています。

お酒ではなく主に食事による脂肪肝を、非アルコール性脂肪性肝疾患（ＮＡＦＬＤ）といい、そのうち7～8割の人は炎症や線維化を伴わない単純性脂肪肝、2～3割の人は炎症を伴う非アルコール性脂肪肝炎（ＮＡＳＨ）になります。

特に怖いのは、ＮＡＳＨです。ＮＡＳＨを放置すると、肝硬変、さらには肝臓がんへと進行することがあるのです。

ＮＡＳＨ発症のメカニズムは十分に解明されていないのですが、有力な説は、ＮＡＳＨのはじまりは脂肪肝で、そこに酸化ストレス（活性酸素によるダメージをうけること）などが関与し、ＮＡＳＨへと進展すると考えられています。

また、肥満になると、肝臓での脂肪酸の燃焼が悪くなるので、さらに肝臓に中性脂肪がたまりやすくなります。

つまり、太っていると、それだけで、将来、肝臓がんになるリスクも上がってしまうことになります。さらにメタボの人は、脂肪肝に伴って、胆石が発生しやすいことも明らかになっています。

男性も女性も、お酒をよく飲む人はもちろん、飲まない人も、肝臓の健康のために、遅くとも50代のうちには、内臓脂肪を減らしておくに越したことはないのです。

50 動脈硬化を本気で意識して、体脂肪を減らしましょう！

動脈硬化は心疾患や脳卒中、認知症など、気になる病気を引き起こすので、マスコミなどでもよく取り上げられています。とはいえ、ほとんど自覚症状などがないため、本当はどういうものなのか、よくわかっていない方も少なくないようです。ここで改めて、動脈硬化について、ざっくり解説しておきましょう。

動脈硬化とは、体中の動脈が硬くなってしなやかさを失っていくことですが、実は動脈硬化に2つのタイプがあることを、ご存じでしょうか。

1つは、血管の内側が厚くなって中が狭くなるタイプ。もう1つは、血管全体が非常に硬くなるタイプです。

一般的に知られているのは、血管の中が狭くなるタイプのほうでしょう。血管の内側にLDLコレステロール（悪玉コレステロール）がたまって血管が傷つき、炎症を起こすことで血管の内膜が盛り上がって血液の通りが悪くなるもので、「アテローム動脈硬化」と呼ばれています。

もう1つ、あまり知られていないのが、血管全体が硬くなるタイプです。こちらは、高血圧などによって血管の中膜の部分にカルシウムが沈着して血管が硬くなってしまうもので、「石灰化」と呼ばれる動脈硬化です。血管の石灰化が進行すると、血管が伸び縮みしにくくなるため、血流に悪影響を与え、心疾患や脳卒中など深刻な病気を引き起こします。

動脈硬化の影響は全身に及びますから、そのほかの病気にもかかりやすくなりますし、老化も進みやすくなると考えて間違いありません。

そんな動脈硬化を進める大きな要因のひとつが、やはり内臓脂肪型肥満なのです。

ですから、せめて50代になったら、動脈硬化を本気で意識して、できるだけ早いうちにダイエットで体脂肪を減らしましょう。それこそが動脈硬化を防ぎ、将来寝たきりや要介護になる確率を減らす必須条件といえるのです。

50 特に太った50代女性は、動脈硬化に御用心

動脈硬化、心疾患、脳卒中というと、男性が多い印象をお持ちの方もいらっしゃるでしょう。確かに、これらは50歳くらいまでは、男性のほうが多い傾向にあります。しかし、55歳以降くらいからは、あまり差がなくなることがわかっています。

その最大の理由は、閉経です。女性ホルモンには、血管を健やかに保つ働きがあるため、女性ホルモンが分泌されているうちは、男性より血管年齢が若い傾向にありま す。しかし、閉経してしまうと、女性も動脈硬化が急激に進行しやすくなります。

中でも注意が必要なのが、やはり内臓脂肪が多い女性です。内臓脂肪が多いと、血管の内径が狭くなる、アテローム動脈硬化が急激に進行する可能性があるのです。

内臓脂肪型肥満が動脈硬化を発症させる理由のひとつが、脂肪細胞から分泌されるPAI-1です。これは血栓を起こす物質であり、動脈硬化や脳梗塞などの要因にな

ることがわかっています。

また、脂肪細胞からは、アディポネクチンという糖尿病や動脈硬化を防ぐ善玉アディポサイトカインも分泌されているのですが、内臓脂肪が蓄積するとその分泌が低下して、動脈硬化の原因になります。

さらには、肥満の人は、高血糖、脂質異常、高血圧になりやすいのですが、それぞれが動脈硬化を進行させることもわかっています。

つまり、50代で体脂肪率が高いままだと、閉経後、動脈硬化をはじめ、糖尿病や心疾患、脳卒中のすべてのリスクが軒並み上がってしまうのです。

こうした恐ろしい展開を防ぐためには、女性は完全に閉経する前にダイエットして、体脂肪を減らしておく必要があります。

そのためには、やはり50代のはじめがチャンスです。女性ホルモンがわずかでも分泌されているうちのほうがやせやすいからです。閉経して時間が経てば経つほど、やせにくくなり、動脈硬化も進みやすくなり、重大な病気にかかるリスクが上がります。ぜひ閉経前に食事内容を見直して、体脂肪を落としておきましょう。

50

うかうかしてると、60歳あたりから腸内の悪玉菌が優位に！

私たちの健康を保つ上で、とても重要な働きをしている、腸。食べ物から得た栄養を吸収する小腸の状態が悪くなってしまうと、その影響は全身に及んでしまいます。

そして、小腸とつながる大腸の主な役割は、便を作って排泄することです。小腸から消化物がくるとミネラルや水分が吸収され、その残りを腸内細菌が分解、発酵させます。発酵が進んで便が生成され、肛門から排出します。

大腸には、約1000種類以上、100兆個以上の腸内細菌が棲みついており、腸内細菌の9割以上が大腸、残りの1割が小腸にいます。腸内細菌は、腸内フローラを形成し、各種の腸内細菌が絶えず勢力争いを行っており、健康な人の腸内は、腸内細菌の秩序が保たれています。腸内細菌のバランスは個人差があり、その人の腸内フローラの原型は3歳までにでき、ある年齢までは大きく変わることはありません。

ところが、60歳を過ぎた頃から、腸内フローラに大きな変化が訪れます。善玉菌が徐々に減り、悪玉菌が増えはじめるのです！

その理由はまだよくわかっていないのですが、小腸の吸収力が落ちたことで悪玉菌のエサが大腸まで到達してしまうからではないかと考えられています。

腸内で悪玉菌が増えると、便秘や下痢を起こしやすくなるのはもちろんのこと、やせづらい体質になり、生活習慣病にかかりやすくなります。

そればかりか、非アルコール性脂肪肝の原因を作るのではないかといわれています。悪玉菌が有害物質を生み出し、それが発がん物質となって肝臓に到達して肝臓がんを引き起こすとも考えられています。

また、悪玉菌が肉などのたんぱく質から作る有害物質は、大腸粘膜を傷つけて炎症を起こし、大腸がんの原因を作るともいわれはじめています。

60歳以降も元気でいるためには、なんとかして、腸内フローラを良い状態に保ち続けたいものです。

そこで大切になってくるのが、50代のうちに食生活と体脂肪率を見直すこと。

肉を食べ過ぎたり、脂肪が多い食事をしていると、体重が増えるのはもちろん、腸内で悪玉菌が増えてしまいます。

実際、太っている人の食事内容を聞いてみると、バラ肉や鶏皮、ベーコンなど、脂肪たっぷりの肉類、ファストフード、ジャンクフードなどをよく食べている人が結構いらっしゃいます。こういう人は、野菜不足の人が多く、結果的に便秘になりやすく、腸内環境は乱れがちです。

さらに、内臓脂肪がたっぷりついてしまうと、臓器と臓器のすきまを圧迫して、腸が自由に動けなくなり、便秘や下痢の原因にもなります。そして、腸内環境が乱れ、やせにくい体を作り、もっと脂肪がつくという悪循環に陥ります。

ですから、50代になったら、油っこい物や肉を食べ過ぎていないか、野菜はきちんと食べているか、改めて食事内容を見直しましょう。食事を変えることによって、悪玉菌が減り善玉菌が増えてくれれば、結果的に体重も減っていくことになります。

50代に入ったら、もう、あまり猶予はありません。腸内で悪玉菌が増えてしまう前に食生活を改善し、腸内フローラを上手に育てていきましょう。

50

いま、肥満を解消しないと、なぜ認知症のリスクが上がるのか

65歳以上の日本人の、5人に1人が発症するといわれている認知症。もはや日本の〝国民病〟ともいわれています。

認知症には、いくつか種類があり、もっとも多いのが、脳の一部が委縮していくアルツハイマー型認知症、次に多いのが、脳梗塞や脳出血などの脳血管障害によっておきる血管性認知症です。

アルツハイマー型認知症についてはまだわかっていないことも多いのですが、脳内にアミロイドβという物質がたまることで発症することがわかっています。アミロイドβは、50歳前後から徐々に脳に蓄積しはじめ、70代、80代で深刻な認知障害を引き起こすのです。

皆さんは、一見、あまり関係のないように思える認知症と肥満が、実は深い因果関

係にあるといわれたら、驚かれるのではないでしょうか。

実際のところ、アルツハイマー型認知症の患者さんの60％が、内臓脂肪の面積が基準を超えているという報告があり、米国では、中年期に肥満の人は認知症の発症率が3倍高くなると報告されています。

メタボリックシンドロームになると、危険性はさらに高くなります。メタボの人の認知症の発症率は、そうでない人と比べて6倍以上高くなっているというデータや、メタボの人は認知機能の低下が早く進むというデータがあります。

アジア人を対象とした研究でも、メタボリックシンドロームでは、認知症の前段階である軽度認知障害の発症リスクが、1・46倍になるという報告もあるのです。

肥満だとなぜ脳内でアミロイドβが蓄積するかは、まだよくわかっていませんが、動物実験によると、内臓脂肪から分泌される悪玉物質が、アミロイドβを脳に蓄積させることが判明しています。

また、すい臓から出るインスリンには、アミロイドβを分解して神経細胞を守る作用があるのですが、内臓脂肪がたまるとインスリンの効き目が悪くなるため、神経細胞を保護できなくなってしまうこともわかっています。

一方、血管性認知症は、脳の血管の病気がきっかけとなって発症します。油っこい食事や甘いものなど、太りやすい食生活を続けているうちに動脈硬化が徐々に進行していき、脳梗塞や脳出血に至り、血管性認知症に至るのです。

つまり、アルツハイマー型認知症も血管性認知症も、太っていること、太りやすい食事を続けていることは、それだけで発症リスクを上げる要因になり得るのです。

さらに、認知症予防の観点から注意していただきたいのが、糖尿病です。糖尿病の高齢者は、そうでない高齢者の2倍、認知症が発生することがわかり、近年、大きな問題になっています。

そして、糖尿病の原因のひとつは、やはり肥満。肥満の解消が認知症予防につながることは間違いないのです。

50

50代の肥満が、将来のひざの痛みに直結する

中年以降の体の悩みで、もっともポピュラーな悩みのひとつが、ひざの痛みでしょう。痛みの原因はいくつかありますが、圧倒的に多いのが、変形性膝関節症といわれています。

変形性膝関節症は、ひざの軟骨が摩擦などですり減ってしまい、痛みを起こす病気です。ひざ関節の骨と骨の間にある軟骨がすり減って、骨同士が擦れ合うことで炎症反応を引き起こし、痛みにつながるのです。

変形性膝関節症の原因には加齢や遺伝も関係していますが、肥満も大きな原因といわれています。太ってしまうと、ひざや大腿骨《だいたいこつ》が重みに耐えられなくなるのです。

変形性膝関節症予防の観点からは、内臓脂肪はもちろんですが、皮下脂肪を減らすことが大切です。内臓脂肪は腹筋など筋肉の内側にあるのに対して、皮下脂肪は主に

筋肉より外側にあるため、体を動かすたびにその重みが関節に影響を与えてしまうからです。

筋肉が少なく皮下脂肪が多いと、ひざの関節でクッションの役割をしている半月板がどんどんすり減ってしまい、さらに骨そのものも体の重さや動きによって、変形が進んでしまいます。

変形性膝関節症の患者さんはひざが痛いため、どうしても歩かなくなりがちです。特に、太っている人は、出歩かないことで運動不足になり、さらに太っていきます。すると足の筋肉は失われ、ひざへの負担はますます大きくなります。そしてさらに痛くなるという、負のスパイラルに陥ります。

また、運動不足の状態が長引くと、腰や股関節などほかの部位にも悪影響を及ぼします。ひざをはじめとする運動器の障害が進んだ状態は、通称「ロコモ」（ロコモティブシンドローム＝運動器症候群）と呼ばれています。ロコモはやがて、要支援や要介護へとつながっていきます。50代のうちに肥満を解消し、しっかり歩ける足腰を確保しておきましょう。

50

お腹の脂肪が、尿漏れや骨盤臓器脱の原因に

尿漏れは、40代を過ぎた頃から増えてくる症状です。命にかかわる病気ではありませんが、ご本人にとっては、なかなか悩ましい問題といえるでしょう。

尿漏れには、その原因によっていくつかの種類があり、女性に特に多いのが、お腹に力がかかることで起きる、腹圧性尿失禁です。くしゃみや咳をしたとき、重いものを持ったときなどに起きます。

実は、この尿漏れも、肥満と深い関係にあることが知られています。

お腹のまわりに脂肪がたっぷりついていると、腹腔内や骨盤腔内の圧力が高くなります。骨盤内の内臓が、常に押されているような状況です。当然、膀胱も押されるため、腹圧性尿失禁のリスクが上がり、一度に漏れる尿量も増えてしまうのです。

実際、減量したら尿漏れが減ったという報告は、数多くあります。

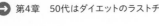

もともとやせている人が減量しても、尿失禁に効果はないかもしれませんが、太っていて尿失禁に悩んでいる人は、すぐにでもダイエットして脂肪を減らし、お腹にかかる圧力を減らすことをおすすめします。

さらに同じような理由で、太っている人は骨盤臓器脱にも注意が必要です。

骨盤臓器とは子宮、膀胱、直腸のこと。これらは、骨盤の底にある骨盤底筋《ていきん》やじん帯に支えられているのですが、分娩や加齢により筋力が低下し、支えきれなくなった骨盤臓器が体外に出てしまうことがあるのです。

骨盤臓器脱は、尿や便が出にくくなったり、感染症にかかりやすくなったりするため、尿漏れと同じように、非常に不快で辛い思いをすることになります。

骨盤臓器脱の原因は、出産や加齢、女性ホルモンの減少などで、骨盤底筋、じん帯がゆるむことです。慢性的な咳、習慣性の便秘、重い荷物を持つ業務、加齢、肥満などが危険因子と考えられています。骨盤内に圧力がかかり続ける肥満の人は、普通の人以上に骨盤臓器脱になりやすいのです。

私が以前勤務していたクリニックでは、骨盤臓器脱の患者さんは、50代後半以降の人に多くいらっしゃいました。この病気がひどくなると手術が必要になるのですが、太り過ぎていると手術に対するリスクが上がるため、栄養指導を行い、まずは体重を落としていただいていました。

付け加えると、ＢＭＩ30を超える肥満の人は、便失禁になりやすいという報告もあります。

尿漏れ、骨盤臓器脱、便漏れは、いずれもＱＯＬ（生活の質）を著しく落としてしまいます。肥満を解消して、健やかで快適な生活を送りましょう。

50

将来の誤嚥性肺炎を防ぐには減量が大事

要介護高齢者全体の2割近くの人は、摂食嚥下《えんげ》障害があり、その数は増えていく傾向にあるといわれています。嚥下は、のどの筋肉と神経が連携して行われていますが、年齢を重ねると、どうしても筋力と神経の働きが衰え、唾液の分泌も低下してしまうため、嚥下障害が起こりやすくなります。

嚥下障害がひどくなると、誤嚥《ごえん》性肺炎や窒息などのリスクが高まり、最悪の場合、死に至ることもあるため、早めに嚥下障害の予防をはじめる必要があります。

実は、嚥下能力の衰えは、50歳前後からはじまると考えられています。現在50歳前後の方は、まるで実感がないと思いますが、気づかないうちに、すでに少し衰えている可能性があるのです。

誤嚥予防には、歯や歯茎など口腔の健康に気をつけること、顔や首、口のまわりのマッサージやストレッチなどが効果的といわれていますが、もうひとつ、とても重要な予防法があります。それが、減量です。

なぜなら、摂食・嚥下障害を引き起こす原因としては、脳や神経系の病気、筋肉の病気、がんなどがありますが、脳卒中がきっかけになることが、とても多いからです。

脳卒中を防ぐには、やはりメタボリックシンドローム対策が重要です。

メタボは、内臓脂肪型肥満に加えて、高血圧、高血糖、脂質異常の3つのうち2つ以上が当てはまる状態です。当てはまる項目が多く、その数値が悪いほど、動脈硬化になりやすく、結果的に脳卒中を起こしやすくなります。

ですから、50代で内臓脂肪が多い人は、少しでもダイエットしましょう。最初からあまり高い目標を立てることなく、少しずつでかまいません。体重を3〜4％落とすだけでも効果があるといわれているので、食事内容を見直し、ウォーキングなどの有酸素運動をはじめましょう。

50

肥満になると腎臓病にもなりやすい

肝臓と共に、「沈黙の臓器」と呼ばれている腎臓。

腎臓病は初期症状がほとんどありません。むくみや血尿が出て病気に気づく頃には、かなり進行してしまっていることが多く、末期的な状態になるまでわからなかったということも、それほど珍しいことではありません。

しかも、腎臓は一度悪くなると自然に治ることは難しく、場合によっては二度と良くならないこともあります。ですから、病気が増える年齢になってきたら、腎臓の状態を常に確認しておくに越したことはありません。

腎臓の状態は、健康診断の血液検査項目のｅＧＦＲで確認できます。60を切ると、腎臓の働きが弱くなっていることを表しているのですが、私のまわりでも、突然、この数値が悪くなって、ショックを受けていた人が何人かいました。皆さん、特に自覚症状がなかったため、「自分が腎臓が悪くなるなんて、思ってもみなかった」と口をそろえるように言っていました。

実は、そんな腎臓病の予防にも、やはりダイエットが有効です。

腎臓病には、肥満関連腎臓病と呼ばれるものがあり、肥満が原因で起こるケースがあります。体に内臓脂肪がたっぷりついていると、脂肪細胞から悪玉物質が分泌されるため、腎臓に負担がかかり、腎臓病になっていくのです。

さらに、肥満の人は、糖尿病や高血圧を併発することが多いため、それらも腎臓を悪くする一因になってしまいます。

ひどくなると、二度と元に戻らない腎機能の低下が起こり、一生人工透析が必要な状態になってしまうこともあります。

少なくとも、肥満関連腎臓病については、減量により改善が見られることが明らかになっています。中年以降、肥満を解消しておくことは、将来、腎臓病になるリスクも確実に減らすことになるのです。

50

50代からの肥満は病気＝慢性炎症と考える

皆さんは、「老化細胞」という言葉を耳にしたことはあるでしょうか。

これは、老化して分裂をやめた細胞のことで、老化を進めたり、いろいろな病気を引き起こす要因として、日本抗加齢医学会などで大いに注目を集めています。

普通、細胞が古くなって分裂しなくなると、自ら死んで壊れるか、免疫細胞に食べられて消滅します。ところが、分裂を停止した細胞の中には、なぜか死なずに、体内にたまっていくものがあり、これが老化細胞と呼ばれているのです。

老化細胞の存在は、60年ほど前からわかっていたのですが、近年の研究で、老化細胞が慢性炎症を引き起こし、動脈硬化やがんなどの原因になることが明らかになってきました。

どうすれば、私たちは体内に老化細胞をためないようにできるのでしょうか。

その方法として一番に推奨されているのが、肥満の防止・解消です。

大阪大学微生物病研究所の原英二教授は、マウスを用いた研究で、高脂肪食を食べ過ぎて肥満になったマウスは、肝臓がんや肺がんを発症しやすくなることを明らかにされています。

高脂肪食を食べ続けると、腸内細菌が変化して悪玉物質が出るようになり、それが肝臓に運ばれると、そこで老化細胞がたまって慢性炎症の状態に陥ってしまうというのです。

さらに、腸内細菌のバランスが変化して悪玉物質が増えると、大腸がんの要因になる可能性や、糖尿病、認知症、うつ病を引き起こす可能性もあると考えられています。

老化細胞の蓄積を抑えるには、まず第一に、油っこいものの食べ過ぎや、カロリーのとり過ぎに注意して、肥満を防止すること。その上で、ウォーキングやジョギングなどの有酸素運動を定期的に行うことが大切です。

これらの肥満防止策は、健康維持に役立つのはもちろんのこと、老化細胞が体内にたまるのを防ぐことで、老化防止、病気防止にもつながっているのです。

50

50代のダイエットは、見た目ではなく将来の健康のために

若い頃のダイエットといえば、何より〝見た目〟のために行っていた人が多いでしょう。でも、50代からのダイエットは違います。老化や病気が忍び寄る年齢になると、見た目よりも中身が大事だと、誰もが感じるのではないでしょうか。

つまり、50代のダイエットは、この先、健康寿命を少しでも伸ばすために行うもの。見た目より、よほど切実で重要な〝案件〟なのです！

一般的に、健康寿命を縮める要素は、栄養状態がよくないパターンと、栄養状態がよすぎるパターンの2種類があります。

栄養状態がよくないパターンの場合、エネルギーやたんぱく質不足などにより筋肉が減っていき、体力や認知機能が少しずつ落ち、最終的に寝たきりになります。こちらは典型的な老化の症状であり、もともとやせている人に多い傾向があります。

しかし、それ以上に健康寿命が短くなりがちなのが、栄養状態がよすぎるパターンです。

言うまでもなく太った人に多く、50代、60代のうちに脳卒中や心疾患のような重大な病気に見舞われ、後遺症が残って日常生活に支障をきたし、要介護に至ってしまうのです。

栄養状態がよすぎるパターンで特に恐ろしいのが、やはりメタボリックシンドロームです。

油っこいものや甘いもの、大量の炭水化物、ファストフード、インスタント食品などに偏った食生活で肥満になり、高血圧、高血糖、脂質異常などを併発したメタボの人は、どんどん動脈硬化が進んでしまいます。そのためメタボの人は、比較的若いうちに健康寿命を縮める重大な病気になってしまう可能性がかなり高いのです。

これまで述べてきた通り、60代に入ると代謝が悪くなり、ホルモンの分泌もすっかり減って、やせにくくなります。この先、健康寿命をできるだけ伸ばすために、50代のうちに、しっかりダイエットをしておくべきです。

気にすべきは、若い頃のようにスタイルではなく、体脂肪率です。将来の健康のために、いまからしっかりと手を打っておきましょう。

第5章

60歳からのダイエットは、50代とは違います！

50

60歳を過ぎたら、ダイエットをおすすめしない理由

第4章で、「50代はダイエットのラストチャンス」だと述べましたが、改めて第5章で、60代に入ってからのダイエットがおすすめできない理由を確認しておきたいと思います。

60代に入ると、個人差が大きいですが、加齢により食が細くなりはじめる人、環境の変化から食事の準備などが面倒になってくる人、偏食などにより知らず知らずのうちにやせていく人など、エネルギー不足、栄養不足になっている人が増えはじめます。この時期にやせる必要がないのに体型を気にしてダイエットをしてしまうと、本格的なエネルギー不足、栄養不足に陥って栄養状態が悪くなり、さらに免疫力も低下して、さまざまな病気にかかりやすくなってしまうのです。

たとえば、65歳以上の高齢者を対象とした調査によると、「痩せ・栄養不足」は、

心血管病の死亡リスクを2・5倍上昇させ、寿命を短くすることがわかっています。

東京都健康長寿医療センターは、「痩せ・栄養不足」を予防する目標値として、BMI20以上、血清アルブミン値が4・0g／dℓ以上を提案しています。

アルブミンとは、血清総たんぱく質の約60％を占めている重要なたんぱく質の一種で、一般的な健康診断の血液検査にもある項目です。肝臓で合成され、血漿《けっしょう》浸透圧の維持、脂肪酸など各種物質の運搬といった機能があり、栄養状態の指標となります。

65歳以上の男女約1000人を対象に、BMI及び血清アルブミン値と、死亡の危険度を調査したあるデータによると、BMIでは、「細め」の人々（男性も女性も20以下）は、「太め」の人々（男性24以上・女性25以上）に比べて、1・65倍リスクが高いことが明らかになっています。

血清アルブミン値についても、栄養が「低い」（男性3・8以下・女性3・9以下）人々は、栄養が「高い」（男性4・3以上・女性4・4以上）人々と比べて、やはり死亡リスクが1・6倍も高くなっていました。

60歳を過ぎて無理な減量をすれば、筋肉量が落ち、骨も弱くなります。そして、骨粗しょう症や、骨格筋量の減少、および筋力が低下することを意味する、サルコペニアへと近づいていくのです。

また、栄養状態が悪いと貧血になったり、血管が弱くなったり、肺炎や認知症のリスクが高まることもわかっています。

60歳過ぎて必要のない減量を行うと、残りの健康寿命の長さ＝健康余命が短くなってしまうことは、言うまでもありません。

やせる必要のない60代は、体型を気にして減量するよりも、体の栄養状態に注意すべきです。体を維持していくために必要な栄養を食事からきちんととることに、いっそう気を配っていきましょう。

50

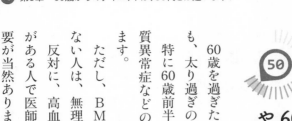

60歳を過ぎたとはいえ、やせないといけない人の目安とは

60歳を過ぎたらダイエットはおすすめできないと述べてきましたが、そうはいっても、太り過ぎの人は、やはりやせる必要があります。

特に60歳前半までの人は、メタボリックシンドロームや高血圧症、2型糖尿病、脂質異常症などの生活習慣病にならないように体重管理、食事管理をする必要があります。

ただし、ＢＭＩが25より少しオーバーしていても、健康状態が良好で生活習慣病でない人は、無理にダイエットをする必要はないケースもあります。

反対に、高血圧症、脂質異常症、2型糖尿病、高尿酸血症、脂肪肝など生活習慣病がある人で医師から減量をすすめられている人は、ＢＭＩ25前後でも体重を落とす必要が当然あります。

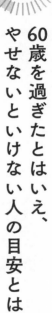

内臓脂肪の蓄積は、将来、病気になりやすいと考えられています。ＢＭＩが同じくらいでも、内臓脂肪型肥満のほうが、糖尿病や脂質異常症や動脈硬化などを発症しやすいことがわかっています。

太り過ぎの人は減量して、生活習慣病の予防やその進行をうまくコントロールすれば、60代以降もまだまだ元気に人生を楽しめるはずです。

ちなみに、何歳であっても必ずやせる必要があるのは、肥満症の人です。

「肥満」と「肥満症」は違います。

日本肥満学会が判定する肥満の定義はＢＭＩが25以上ですが、肥満症とは、肥満なだけではなく、肥満が原因で健康障害を合併していたり、肥満が関係して悪化する病気になっていたりする場合に、医師が判断するものです。

肥満症の人は、医師や管理栄養士の指導のもと、しっかり体重を落とす必要があります。その場合は、食事はカロリーがオーバーしないように管理し、栄養のバランスがとれた食事をとることを心がけます。食事だけで体重を落とすことは難しいので、必ず運動も必要になります。

60歳になって、もしも病院で肥満症と診断された場合は、医師の指導のもとダイエットに励みましょう。それがあなたの健康寿命を大きく伸ばすことになります。

50

健康のために、粗食にしてはいけません！

中高年の方の栄養相談をしていると、必ず「健康のために粗食にしています」という方が出てきます。

ひと昔前、「粗食が健康に良い」という考えが流行したこともあって、とにかく食べる量も体重も少ないほうがいいと信じて疑わない方がいるのです。

本書でも述べてきた通り、ＢＭＩが25より少しオーバーしていても、健康状態が良好で生活習慣病やその予備軍でない人は、あえて粗食にして減量する必要はまったくありません。特に、60代後半以降の方が粗食にしてしまうと栄養状態の悪化を招き、フレイルのきっかけとなりかねないので要注意です。

粗食にしてしまうと、まず間違いなく、たんぱく質不足に陥ります。すると、筋肉量や骨量も低下してしまいます。

骨からもたんぱく質、カルシウムなどのミネラルが失われ、骨粗しょう症のリスクも高まります。

粗食はエネルギー不足になることが多いので、筋肉のほかに体に必要な体脂肪もどんどん落ちていきます。やせ細って足腰が弱くなり、お尻の脂肪がなくなってソファやイスに長い時間座ることもできなくなってしまいます。

体脂肪が落ちていくと、私たちは寒さに弱くなります。夏でも寒くなり、外に出るのが億劫になって、ますますやせ細ってしまうでしょう。

ですから60代になったら、特別太っている人や健康上問題がある人以外は、減量を考えるのではなく、筋肉をつけることに意識を向けてください。

そのためには、粗食になどせず、栄養のバランスがとれた食事を3食しっかり食べることが、まずは大切です。

そして、必ず運動もすること。どんなに食事に気をつけていても、運動をしていないと、60代からはどんどん筋肉が減っていきます。

しっかり食べて運動もして、できる限り筋肉量を維持していきましょう。

50 60代の「たんぱく質ファースト」は、たんぱく質不足を防ぐために

60歳くらいになってくると、そばやうどんなど、さっぱりした食事になりがちです。主食、主菜、副菜をそろえるのも面倒になってきて、炭水化物だけでお腹を満たそうとしてしまう人が少なくありません。

でも、それではたんぱく質が不足してしまい、体にさまざまな問題が起こります。

ここで改めて、たんぱく質の働きを確認しておきましょう。

たんぱく質は、筋肉や骨、肌、臓器、髪の毛や爪まで、体のあらゆる部分が作られるときに必要な栄養素で、体の機能を働かせるホルモンや酵素の原料でもあります。

私たちの体内では、日々、古い組織が新しい組織に作り変えられ、一部のたんぱく質は排泄されるため、不足分を食事から補う必要があります。不足すると筋肉量の減少、内臓たんぱくの減少、免疫機能の障害など、体全体の機能が低下してしまい、老

けやすく、疲れやすい、病気になりやすい体になってしまいます。

ですか60代に入ったら、いままで以上に肉や魚を食べて、たんぱく質の摂取に努めましょう。

その方法のひとつとして、本書では、食事の際に肉や魚などたんぱく質のおかずから食べる「たんぱく質ファースト」をおすすめしてきました。60代になっても、ぜひこの習慣を続けていただきたいと思います。

ただし、「たんぱく質ファースト」の目的は、50代と60代で異なります。50代では、たんぱく質を先に食べることで食欲を満たし、食事全体の食べ過ぎを防ぐのが第一の目的でしたが、60代ではあくまでもたんぱく質の摂取量を上げることが目的です。

年齢が上がってくると、ごはんなど炭水化物から先に食べはじめると、それだけでお腹がいっぱいになってしまい、たんぱく質の量がどうしても減ってしまいます。肉や魚、卵、大豆、大豆製品などのおかずから食べれば、自ずとたんぱく質の摂取量が増えて、炭水化物のとり過ぎも防げるはずです。

なお、炭水化物をとり過ぎてたんぱく質が不足している食生活をしていると、成長ホルモンが十分に合成されなくなることがわかっています。

成長ホルモンの分泌量が減ると、糖質や脂質の代謝がうまくいかなくなるだけでなく、認知機能や免疫機能にも影響を及ぼします。この点からも、60代でもたんぱく質ファーストを続けて、炭水化物のとり過ぎを防ぐこと、たんぱく質をしっかり補給することがいかに大事かおわかりいただけるでしょう。

成長ホルモンの分泌には、アルギニンとリジンというアミノ酸の血中濃度が関係していることも明らかになっています。アルギニンとリジンは、魚介類、肉類、大豆製品に多く含まれているので、まずはこれらの食品から食べるように心がけてください。

そして、成長ホルモンの分泌を促すには、たんぱく質を摂取したあとのウォーキングが効果的だということがわかっています。食事でたんぱく質食品を適量とり、その後、約15分歩くようにしましょう。

50 60歳からは、できるだけ毎日同じ時間に食事をしましょう

誰しも年齢が上がるにつれて、少しずつ食欲が落ちていきます。

「仕方ないな」と、ただ流れに任せるのは危険です。知らぬ間に低栄養に陥り、本格的に老化が進んでしまいます。

加齢により食欲が低下する理由はさまざまです。

まず、運動量や筋肉量の低下です。活動範囲が狭まり、外出も減るため、エネルギーの必要量も減ってお腹がすかなくなります。

胃腸の筋肉量が少しずつ減るため、その働きが低下することも関係しています。胃の弾力性が少しずつ低下して以前と同じ量が食べられなくなることや、胃から腸へ食べ物を送るぜん動運動も低下するため消化に時間がかかり、胃に食べ物がずっととどまってお腹がすきにくくなります。同様に腸の働きも鈍くなるので、便秘や下痢を引

き起こし、食欲がわかないケースもあります。

味覚や嗅覚も低下してくるので、以前おいしく感じた料理でも、前ほど味も香りも感じられず、結果的に食べる量が減ってしまうこともあるでしょう。

60代になると、持病により服薬している人も増えてくるため、その副作用で味覚が鈍くなったり、唾液の分泌が低下してしまい、「以前のようにおいしく食べられなくなってしまいました」とおっしゃる方もいらっしゃいます。

歯と歯茎の問題も大きいです。義歯を使う人も増えてきますが、入れ歯や治療した歯の調子、歯茎の状態が悪いと、どうしても食事が苦痛になってきます。

心因性による食欲低下も少なくありません。60代に入ると、子供の独立や家族との死別などから、1人暮らしになる人も増えてきます。1人で食事をしても味気なく、食欲がなくなってしまうのです。

60代になっても食欲を維持していくために、私たちはどうすればよいのでしょうか。

少なくとも、口腔の状態を良好に保つことは必要不可欠です。口の中に問題を感じる方は必ず歯科を受診して、ストレスなく食事を楽しめる状態にしてください。

その上で、私が強くおすすめしたいのは、毎日できるだけ同じ時間に、3食きちんと食べることです。

私たちの体には体内時計が備わっており、食事の時間は、体内時計を整えるのに大きな役割を果たしています。規則正しい生活を送り、毎日3食しっかり食べるとリズムが整い、決まった時間になると自然と空腹が感じられるようになります。空腹は何よりのご馳走です。食事がおいしくなり、残さず食べられるようになるはずです。

さらに、3食同じ時間に食べると体内時計が整うことで、睡眠のリズムも整い、結果的に睡眠の質も上がり、生活にメリハリも出ます。

また、食欲は五感を刺激されることでわいてきます。特に視覚からの情報の影響は大きいので、料理の盛りつけや彩りにも少し気を配ってみてください。

そして、できることなら1人ではなく、定期的に家族や友人、地域の人々と一緒に会話をしながら食事をするようにしましょう。積極的に人とつながりを持つことは、行動範囲を広げ、活動量を上げることにもなるので、心身の健康に良い影響を与えることは間違いありません。

50 実は60代は食生活が乱れがち…健康を守る食事のヒント

健康が気になりはじめる40代・50代では食生活に気を使っていたのに、60代に入って食生活が乱れてしまう人がいます。

仕事も家庭もひと段落して、気がゆるんでくるのでしょう。年齢が上がってくると、誰しも、どうしても自分に甘くなってしまうものです。

あるいは、特に女性に多いのですが、仕事や介護に忙しく、家族の食事はちゃんと栄養を考えて用意しているのに、自分のことはいい加減になってしまう人もいます。

60代に入って食生活が乱れてくると、まず、「欠食」がはじまります。欠食した分、後でお腹がすいて夜中に食べてしまったりする人や、1日中だらだらとお菓子を食べている人、お菓子だけで食事をすませてしまったりする人もいます。

50代までは体のことを考えて甘いものをセーブできていたのに、60代になったら我慢できなくなって、甘いものを食べる頻度が上がってしまったという人もいます。こうした食生活が続けば、当然太ってしまうでしょう。

特に、家族の世話から解放されて自由になった人は、緊張の糸が切れてしまうのか、食生活が乱れやすい傾向にあるようです。

気持ちはわかりますが、これからは自分の体を第一に考えて、健康を守っていかなければいけません。できる限り、主食・主菜・副菜がそろった栄養バランスの整った食事を心がけ、健康的なセカンドライフを送っていきましょう。

そして、60歳を過ぎると、食事を1人で食べる「孤食」が増えはじめます。

ある調査によると、60代以上で1人で食事をすることがある人の割合は、男性は2割強、女性は3割弱となっています。

孤食になると、食事がいい加減になってしまう人は、さらに増えます。家族と同居している人はまだよいのですが、1人暮らしの人は、よほど食と健康への意識が高い人でないと、1日3食、栄養バランスの整った食事をするのは難しいようです。食事が1日2食や1食になってしまったり、時間が不規則だったり、毎日同じようなものしか食べていないという人は、決して少なくありません。

さらに、こんな調査結果もあります。

60〜79歳の男女と、20代の1人暮らしの男女を対象としたある調査では、惣菜や弁当を利用している人は、60〜79歳の人のほうが、20代の1人暮らしより多かったそうです。特に1人暮らしの高齢者による惣菜や弁当の購入率（週に2回以上）は、家族と同居している高齢者の約2倍にも達していたとのこと。どうしても手作り料理を食べる回数が減ってしまうのです。

もちろん、食事は毎回手作りにこだわる必要はありませんし、惣菜やお弁当も上手に活用すれば問題ありません。

ただし、お弁当の中には、揚げ物が多く野菜が少ないものや、たんぱく質食品が少ないものがあるので、揚げ物は2食に分けて食べたり、肉や魚、卵料理、野菜などがとれる惣菜やサラダを組み合わせたり、栄養のバランスを考えて工夫する努力は必要です。

また、市販の惣菜や弁当は一般に味が濃い目で、塩分をとり過ぎる傾向にあります。

サラダのドレッシングを減らしてみたり、インスタントの味噌汁やスープは半量にして残りは翌日分にするなど、塩分を減らす努力をしていただきたいと思います。

年齢を感じはじめる60代になったら、いままで以上に、1日3食、できるだけ幅広い食品を食べるようにして、栄養素の偏りや栄養不足を防いでいきましょう。少し面倒に感じても、その後の人生を健康に過ごすためと思えば、がんばれるはずです。

明るく楽しい未来のために、食事をきちんと食べて、必要な栄養素をしっかりとっていきましょう。

主な参考資料

書籍

・『日本人の食事摂取基準２０２０年版』第一出版
・『日本食品成分表２０２２　八訂』医歯薬出版編
・『佐々木敏の栄養データはこう読む！』佐々木敏　女子栄養大学出版部
・『医師が知っておきたい外来で役立つ栄養・食事療法のポイント』加藤昌彦編　文光堂
・『腸すごい！医学部教授が教える最高の強化法大全』文響社
・『カラー図解　人体の正常構造と機能　総編集　改定第３版』坂井健雄・河原克雅　日本医事新報社
・『イラストレイテッド　ハーパー・生化学　原書30版』清水孝雄監訳　丸善出版
・『スポーツ栄養学　科学の基礎から「なぜ？」にこたえる』寺田新　東京大学出版会
・『健康長寿新ガイドラインエビデンスブック』編・著／東京都健康長寿医療センター研究所　健康長寿新ガイドライン策定委員会　東京都健康長寿医療センター
・『からだの成り立ちと食べ物　臨床栄養学の基礎』山元寅男・近江雅代　講談社サイエンティフィク
・『からだの働きからみる代謝の栄養学』田川邦夫　ＴＡＫＡＲＡ
・『新しいタンパク質の教科書　健康な心と体をつくる栄養の基本』上西一弘監修
・『代謝がすべて　やせる・老いない・免疫力を上げる』池谷敏郎　角川新書
・『脂肪を落としたければ、食べる時間を変えなさい』柴田重信　講談社＋α新書

・『生命を守るしくみ　オートファジー　老化、寿命、病気を左右する精巧なメカニズム』吉森保　講談社
・『栄養療法医が初めて明かす　お酒の「困った」を解消する最強の飲み方』溝口徹　青春出版社
・『結局、炭水化物をたべればしっかりやせる』森谷敏夫　日本文芸社
・『臨床栄養　11月号（vol.141 No.6）特集　ガイドライン2022を踏まえた動脈硬化性疾患予防のための食事療法』医歯薬出版株式会社
・『臨床栄養　12月号（vol.141 No.7）特集　体組成評価の最前線—歴史的変遷と意義、栄養管理への臨床応用』医歯薬出版株式会社

Web

・NHK　きょうの健康
・NHK　あしたが変わるトリセツショー
・大正製薬　商品情報サイト
・オムロン
・Tarzan
・日経　Woman Smart ライフスタイル
・日経　Beyond Health
・健達ネット
・令和元年　国民健康・栄養調査報告　厚生労働省

※本書の情報及びデータは、２０２２年12月現在のものです。

本文デザイン・青木佐和子　／　編集協力・上原章江

青春新書
PLAYBOOKS
人生を自由自在に活動《プレイ》する

人生の活動源として

いま要求される新しい気運は、最も現実的な生々しい時代に吐息する大衆の活力と活動源である。

文明はすべてを合理化し、自主的精神はますます衰退に瀕し、自由は奪われようとしている今日、プレイブックスに課せられた役割と必要は広く新鮮な願いとなろう。

いわゆる知識人にもとめる書物は数多く窺うまでもない。

本刊行は、在来の観念類型を打破し、謂わば現代生活の機能に即する潤滑油として、逞しい生命を吹込もうとするものである。

われわれの現状は、埃りと騒音に紛れ、雑踏に苛まれ、あくせく追われる仕事に、日々の不安は健全な精神生活を妨げる圧迫感となり、まさに現実はストレス症状を呈している。

プレイブックスは、それらすべてのうっ積を吹きとばし、自由闊達な活動力を培養し、勇気と自信を生みだす最も楽しいシリーズたらんことを、われわれは鋭意貫かんとするものである。

—創始者のことば— 小澤和一

著者紹介
森 由香子
管理栄養士。日本抗加齢医学会指導士。
東京農業大学農学部栄養学科卒業。大妻女子大学大学院（人間文化研究科　人間生活科学専攻）修士課程修了。医療機関をはじめ幅広い分野で活動中。クリニックで、入院・外来患者の栄養指導、食事記録の栄養分析、ダイエット指導、フランス料理の三國清三シェフとともに、病院食や院内レストラン「ミクニマンスール」のメニュー開発、料理本の制作などの経験をもつ。日本サルコペニア・フレイル学会会員・日本認知症予防学会会員・日本排尿機能学会会員・日本時間栄養学会会員。抗加齢指導士の立場からは、〈食事からのアンチエイジング〉を提唱し、「かきくけこ、やまにさち」®食事法の普及につとめている。

一生《いっしょう》、元気《げんき》でいたければ
50歳《さい》からは
「食《た》べやせ」をはじめなさい
青春新書 PLAYBOOKS

2023年 1 月25日　第 1 刷

著　者　森《もり》由《ゆ》香《か》子《こ》

発行者　小澤源太郎

責任編集　株式会社プライム涌光
電話　編集部　03(3203)2850

発行所　東京都新宿区若松町12番1号 〒162-0056　株式会社青春出版社
電話　営業部　03(3207)1916　振替番号　00190-7-98602

印刷・三松堂　製本・フォーネット社

ISBN978-4-413-21198-7

青春新書
PLAYBOOKS

人生を自由自在に活動する——プレイブックス

「なんとなく不調」から抜け出す!
「2つの体内時計」の秘密
八木田和弘
たまっていた疲れの正体は、自覚のない「時差ぼけ」だった! 時間生物学でわかった中枢時計と末梢時計の整え方。
P-1188

ドキドキするほど面白い!
文系もハマる科学
五十嵐美樹
『文系もハマる』シリーズ科学版。科学のお姉さんが教える「笑って、泣ける、読む科学」。
P-1189

ずっと元気でいたければ
60歳から食事を変えなさい
森由香子
4000人を超える患者と向き合い、最新の栄養学からわかった「食べ方の分岐点」。
P-1190

とっくに50代
老後のお金どう作ればいいですか?
長尾義弘
老後が不安な50代の「わたし」がファイナンシャルプランナーに聞く貯金ゼロからの解決策。
P-1191

青春新書
PLAYBOOKS

人生を自由自在に活動する——プレイブックス

ドキュメント
婚活サバイバル
植草美幸
結婚したい男と女——
その本音と現実が明らかに
話題の婚活アドバイザーによる
緊急報告
P-1192

日本でしか観られない
世界の名画
岡部昌幸
モネ、ゴッホ、ゴーギャン、ピカソ…
日本各地の美術館で体験できる
心揺さぶる本物の迫力！
P-1193

60歳からの
お金と健康の裏ワザ
ホームライフ取材班［編］
知ってる人は得をする！
60歳は〝これから〟を楽しむ分岐点
P-1194

飲んでも元気でいたければ
男は50歳から
つまみを変えなさい
平野敦之［著］
検見﨑聡美［料理］
〈活力〉と〈若さ〉のカギを握る
2つの男性ホルモンを活性化！
料理が苦手でも、すぐに作れる
3行レシピ
P-1195

お願い　ページわりの関係からここでは一部の既刊本しか掲載してありません。
折り込みの出版案内もご参考にご覧ください。